U0397670

# 肺部疾病

## 病理、影像、支气管镜

## Pulmonary Disease

### Pathology, Radiology, Bronchoscopy

〔美〕卡罗尔·法弗    〔美〕索巴·高希

〔美〕托马斯·吉尔德    〔美〕查尔斯·D.斯特吉斯

#### 编 著

陆霓虹    杜映荣    郭述良

#### 主 译

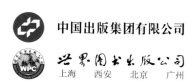

中国出版集团有限公司

世界图书出版公司

上海    西安    北京    广州

图书在版编目（CIP）数据

肺部疾病：病理、影像、支气管镜 /（美）卡罗尔·法弗等编著；陆霓虹，杜映荣，郭述良译. —上海：上海世界图书出版公司，2024.1
ISBN 978-7-5232-0815-1

Ⅰ. ①肺… Ⅱ. ①卡… ②陆… ③杜… ④郭… Ⅲ. ①肺疾病－诊疗 Ⅳ.①R563

中国国家版本馆 CIP 数据核字（2023）第 174801 号

First published in English under the title
Pulmonary Disease: Pathology, Radiology, Bronchoscopy
by Carol Farver, Subha Ghosh, Thomas Gildea and Charles D. Sturgis
Copyright © Springer Nature Switzerland AG, 2020
This edition has been translated and published under licence from
Springer Nature Switzerland AG.

| | |
|---|---|
| 书　　名 | 肺部疾病：病理、影像、支气管镜 |
| | Feibu Jibing: Bingli、Yingxiang、Zhiqiguanjing |
| 编　　著 | [美]卡罗尔·法弗　　　[美]索巴·高希 |
| | [美]托马斯·吉尔德　　[美]查尔斯·D.斯特吉斯 |
| 主　　译 | 陆霓虹　杜映荣　郭述良 |
| 责任编辑 | 芮晴舟 |
| 出版发行 | 上海世界图书出版公司 |
| 地　　址 | 上海市广中路 88 号 9–10 楼 |
| 邮　　编 | 200083 |
| 网　　址 | http://www.wpcsh.com |
| 经　　销 | 新华书店 |
| 印　　刷 | 杭州锦鸿数码印刷有限公司 |
| 开　　本 | 787 mm× 1092 mm　1/16 |
| 印　　张 | 24.75 |
| 字　　数 | 400 千字 |
| 印　　数 | 1–1700 |
| 版　　次 | 2024 年 1 月第 1 版　　2024 年 1 月第 1 次印刷 |
| 版权登记 | 图字 09–2021–0817 号 |
| 书　　号 | ISBN 978–7–5232–0815–1 / R · 716 |
| 定　　价 | 400.00 元 |

# 译者名单

**主　译**

陆霓虹　杜映荣　郭述良

**副主译**

刘洪璐　杨永锐　吴　磊　陈杨君　杨　艳　孙娅萍　王霖（男）

李　杰　李红娟　陈　洁

**译　者**

方如意　金　媛　刘梅艳　高楚伊　李雨珊　熊　英　沈凌筠

李生浩　母昌磊　张　艳　付海艳　夏加伟　刘　俊　王霖（女）

罗　壮　张　乐　李　翔　柴燕玲　李国忠　段劲宇　徐金柱

宋　亮　侯绍元　杨　丽　李一诗　李晓非　吕正煊　曾　琦

刘邦燕　徐思芸　字晓梅　赵　敏

# 前　言

　　本书诞生于克利夫兰诊所过去5年间由肺科医师、放射科医师和病理学家组成的团队进行的基于案例的讨论。每周开会，为最令人困惑的患者寻求解决方案。我们发现，自己努力解决越来越多的诊断和治疗难题，而这些难题最好通过我们多学科小组的集体智慧来解决。在一次又一次的会议上，当我们互相交谈和学习时，很明显，我们为我们的患者做到了最好。随着我们的讨论变得越来越丰富和复杂，我们得出的结论是，世界需要一本书，汇集肺部主要疾病的基本临床、放射学和病理学见解，而这就是那本书。

　　《肺部疾病：病理、影像、支气管镜》共24章。第1章简要回顾了每个学科所采用的技术。第2～24章围绕病种组织内容，介绍每种疾病的临床、影像学和病理学特征的要点。主题以大纲的形式呈现，提供了简单明了的基本事实（病例情况）与丰富数据，来生动地说明这些事实。在这些插图中，有一系列展示疾病气道表现的最先进的支气管镜图像，以及一系列由尖端放射技术采集的独特图像。病理切片展示了从大切除到小活检和细胞学准备的一系列标本，突出了病理的结构和细胞特征。本文讨论了基本的组织化学、免疫组织化学和分子技术，以及有利于得到最具体的诊断和最合适的治疗所需的工具。

　　本书适用于诊断和治疗肺部疾病的临床医生，无论他们的学科和培训水平如何。它涵盖了最常见的肺部疾病以及许多罕见的肺部疾病的基本信息。对于广泛阅读或快速更新知识的人来说，它提供了丰富的资源。

肺科医生会发现影像学和病理学描述有助于与他们的临床印象相关联。病理学家和放射科医生将找到把他们的诊断纳入背景的临床要点。最后，虽然不能详尽叙述每个主题，但我们为每个章节提供了推荐阅读列表，以供后续阅读。

我们非常感谢施普林格（Springer）的每个人，在交稿日期截止时，即使在我们繁忙的临床工作压力下，仍给予我们坚定不移的支持。我们特别要感谢我们的编辑团队，尤其是无与伦比的斯蒂芬妮·弗曼斯特（Stephanie Frost），她乐观的态度让我们在不确定时继续前进。感谢莉莉·梅·高拉诺（Lillie Mae Gaurano）一直以来的坚定支持，感谢理查德·鲁斯卡（Richard Hruska）对这个项目进行到底的热情承诺。我们感谢克利夫兰诊所的同事，他们每天都致力于为患者提供出色的护理，从而激励我们。最后，我们向我们的家人表示感谢和爱，让这一切成为可能。

卡罗尔·法弗，博士

克利夫兰，俄亥俄州，美国

索巴·高希，医学博士，工商管理硕士

克利夫兰，俄亥俄州，美国

托马斯·吉尔德，博士

克利夫兰，俄亥俄州，美国

查尔斯·D.斯特吉斯，医学博士

罗契斯特，明尼苏达州，美国

# 目 录

# 1 多学科技术导论

## 1.1 支气管镜检查

- 经支气管活检
  - 所有肺科医生在培训期间都需掌握的一项基本技能。
  - 最常用的仪器是镊子活检，但也包括刷子、针头、针刷和抽吸导管。

    通常经鼻或经口入路。
  - 3 种类型的镊子：杯状、齿状（最常见）和针状。
  - 甚至可以通过支气管腔检测远端外周病变。

    透视可能有助于确认仪器的位置。
  - 样品数量的指南建议：

    弥漫性疾病需 4 ～ 6 份样本。

    局部肺部病灶需 7 ～ 8 份样本。
  - 并发症非常罕见。
  - 对局灶性病变和许多弥漫性肺实质疾病具有较高的诊断价值。

    如果结节 ≥ 2 cm，则灵敏度为 30% ～ 70%，对于 > 4 cm 的结节，灵敏度为 80%。朗格汉斯细胞组织细胞增生症、嗜酸粒细胞性肺炎、药物性肺炎、肺泡蛋白沉积症和结节病等弥漫性疾病，如果获得 4 个或更多组织碎片，其敏感性为 90%。支气管肺泡灌洗对感染的诊断率为 83%（见下文）。

- 经支气管针吸活检术（TBNA）
  - 通过纵隔和（或）肺门淋巴结样本诊断纵隔病理。
  - 19 ～ 25 号针。
  - 可以盲穿。
  - 通常用于支气管内超声引导的 TBNA。
  - 外周 TBNA 通常在透视指导下从肺部病变中获得细胞学标本。
      增加支气管内结节的获取量。
  - 并发症少于 0.3%。
  - 快速现场评估（ROSE）可以在手术过程中使用，以提供有关诊断和材料数量的直接初步结果。
- 支气管内针吸（EBNA）
  - 用于从内镜下可见病变中获取细胞学标本。
  - 19 ～ 22 号针。
      与钳子相比，这种技术的优点是没有挤压伪影。
  - 2 ～ 3 次穿刺通常具有较高的诊断率。
  - 在外生性病变中，与坏死表面组织相比，穿透病灶核心增加了活细胞的产量。
- 剥脱性呼吸细胞学技术
  - 痰液细胞学检查：
      易获得。
      除中央气道病变外，不容易做出诊断。
  - 支气管灌洗和刷检：
      通常通过活检完成。
      必须在活检前进行，以消除血液污染。
      有直接显示病灶和取样的优势。
      但是采样的区域是有限的。
      通常有 70% ～ 80% 的诊断率。
  - 灌洗液：
      灌入并重新吸出 3 ～ 5 mL 无菌生理盐水。
      新鲜灌洗液送实验室进行研究或放入固定液中。
  - 支刷物：
      用毛刷刮除病灶细胞。
      将支刷物直接制成涂片。

- 支气管肺泡灌洗术
  - 用于评价远端气道和肺泡液。

    将100 ~ 300 mL温生理盐水缓慢灌入，再以20 ~ 100 mL分次重新吸出。

    通常用于研究弥漫性疾病。
    - 感染性检查最常用，尤其是在免疫抑制患者中。
    - 支气管肺泡液的细胞计数和分类。
    - 常用于研究弥漫性疾病。
      - 可以进行培养和组织染色。
      - 研究最多的非肿瘤性弥漫性肺部疾病包括：
      - 间质性肺病。
      - 肺出血。
      - 淋巴细胞增生性疾病。
      - 恶性肿瘤。
- 经胸穿刺活检和抽吸
  - 需要胸部CT扫描，超声或透视引导（见下文）。
  - 用于周围性肺部病变。
  - 并发症发生率高于支气管细胞学检查。

    肺出血和气胸。

    高规格的针头并发症较少。

## 1.2　影像学

### 1.2.1　胸部 X 线

- 设备
  - X线管
  - 成像板
- 程序
  - 视图

    后前正位

    卧位

    正侧位
- 常见用途

   – 通常针对以下情况进行首次成像检查：

     咳嗽、发热、呼吸困难、外伤。

- 检查的优势
  - 无痛
  - 便宜
  - 可普遍应用
  - 快速出结果
- 检查的风险
  - 辐射暴露风险小

     对孕妇胚胎的有害影响

     最小的癌症风险增加

- 检查的局限性
  - 在标准视图中，胸部的某些部分可能被隐藏。
  - 不能显示哮喘、COPD 和肺栓塞。
- 胸片的常见异常表现
  - 结节
  - 胸膜异常
  - "阴影"

     网状影

     结节影

     囊肿

     蜂窝状

     磨玻璃

     合并上述表现

  - 纵隔肺门及胸壁异常

## 1.2.2　胸部计算机断层扫描胸部CT扫描

- 设备
  - 移动式CT台
  - X线管和探测器
  - 用于解释多个图像以生成横截面图像的计算机和软件
- 程序
  - CT扫描仪生成的数据可生成清晰的人体"切片"图像（横截面图像）。

- – 骨骼呈白色，空气呈黑色，大多数软组织和液体呈深浅不一的灰色。
  - – 较新的扫描仪可以在更短的扫描时间内制作更清晰的片子。
- 常见用途
  - – 初级综合诊断影像学检查
    - 小气道疾病
      - 空气征
      - 急性炎症性细支气管炎的树芽征
    - 肺弥漫性疾病
      - 结节病
        - – 肺及肺门淋巴结受累
      - 肺纤维化
  - – 用于进一步评估胸部 X 线片潜在异常结果的检查手段
  - – 原发性肺癌的诊断与分期
    - 恶性疾病在整个肺的扩散和远处转移。
    - 规划放射治疗和评估治疗反应。
- 优势
  - – 无痛、快速、简单。
  - – 准确检测疾病。
  - – 骨、软组织可与肺同时成像。
  - – 可与功能成像融合以区分良恶性。
  - – 可用于引导穿刺活检。
- 风险
  - – 注射造影剂引起的染料过敏反应与肾脏损伤有关。

## 1.2.3  CT 肺血管造影

- 设备
  - – 含碘染料（造影剂）
  - – CT 扫描仪
- 流程
  - – 静脉注射碘造影剂后使用 CT 显示肺动脉的非侵入性成像检查。
  - – 造影剂通过手臂或腿部的小静脉注射。
  - – 扫描的最佳时间是对比剂在肺动脉内时获得图像。

- 扫描时间通常为5秒左右，在扫描仪内的整体时间约为5分钟。
- 说明：

    正常肺动脉为白色（它们被放射性造影剂染成不透明）。

    血栓（肺栓塞）在血管内呈暗色（充盈缺损）。

    可以准确测量血管的大小以进行扩张。

- 常见用途
  - 主动脉、肺动脉、肺静脉
  - 常见疾病

    肺栓塞

    主动脉的异常

    - 主动脉夹层

    - 动脉瘤

- 优势
  - 对于诊断小肺动脉的肺栓塞非常有效。
  - 无痛、快速、容易执行。
  - 可检测肺部其他部位或邻近结构的疾病。

## 1.2.4　正电子发射断层扫描（PET）

- 设备
  - 专注于病变组织中发生的生化变化的非侵入性方式。
  - 在核医学实验室进行。
  - 肿瘤和感染病灶中细胞生长快速，并导致更高的代谢活动。
- 流程
  - 放射性葡萄糖类似物（5-氟脱氧葡萄糖或FDG）注入血液。
  - G发射的伽马射线由一种特殊的相机探测到，并将信号转换成计算机处理的图像。
  - 可与低剂量CT扫描结合，形成受影响区域解剖结构（CT）与代谢生化活性（PET）的"融合"图像。
- 常见用途
  - 可能有助于确定恶性和良性结节。

    对小于8 mm的结节没有帮助。
  - Spread 肿瘤扩散到淋巴结和远处器官。

    不适用于神经组织（大脑和脊髓）。

- 治疗后复查PET扫描可能会发现肿瘤残留或复发。
- Acti活动性感染和炎症可能显示假阳性代谢活性结节。
- 生长缓慢的肿瘤可能无法显示PET阳性。

## 1.2.5 磁共振成像（MRI）扫描

- 设备
  - 利用强大的磁场和无线电波从身体不同部位产生信号的非侵入性成像方式。
  - 计算机/软件处理数据，生成详细的图像。
- 流程
  - 胸部MRI增强软组织对比。

    通常用于观察心脏和大血管。

    肺部的空气可能会限制MRI的使用。

    - 超极化惰性气体可改善图像。
  - 氦气
  - 氙气
- 常见用途
  - 评估肺癌对邻近神经、血管和胸壁的影响。
  - 关于转移到血管、心脏或胸壁的最有价值的问题。
- 局限性
  - 禁止用于体内有心脏起搏器和除颤器的患者。
  - 有限的技术可用性
  - 长扫描时间限制用于：

    不稳定的患者

    患有幽闭恐惧症患者
- 通气/灌注闪烁成像（VQ扫描）
  - 用于诊断性体格检查（PE）的无创医学影像学检查。
  - 由于CT技术的广泛应用，该项检查应用较少。
  - 使用相对低剂量的放射性物质，将其注射入人体中。
  - 放射性物质通过人体时，会释放出伽马射线等特定的射线。
  - 伽马相机探测射线，数据被用来生成身体该部位的计算机图像。
  - 测试包括两个阶段：

    通气和灌注阶段

- 评估空气和血液分别通过支气管和肺循环中的能力。

通风阶段

- 吸入气态放射性核素，如氙或锝（二乙烯三胺五乙酸）。
- 由于气道阻塞或肺炎而吸入的放射性示踪剂会导致通气扫描中相应肺部出现图像空洞。

灌注阶段

- 向手臂静脉注射放射性核素示踪剂（通常是标记为大聚合白蛋白的放射性锝）。
- 示踪剂通过血流在肺部循环。
- 肺动脉内的血栓导致该肺或部分肺的放射性核素循环受损。
- 显示为楔形区域的肺部放射性示踪剂摄取减少。
- "匹配的缺陷"。

## 1.3　病理学

### 1.3.1　外科病理学

- 手术病理标本形态学分析
  - 福尔马林固定，石蜡包埋切片。
  - 通常在切片机上切割 4 ～ 5 μm。
  - 苏木精和伊红染色最常用于评估组织形态。
- 切除标本
  - 楔形切除术
  - 肺段切除术
  - 肺叶切除术
  - 全肺切除术
- 活检标本
  - 经支气管的
  - 支气管内的
  - 芯针活检
  - 电视胸腔镜活检（video-assisted thoracoscopic biopsy, VATS）
- 冰冻切片分析
  - 初步诊断以帮助解决术中问题
    肿瘤切除的手术边缘

用于术后分析的组织是否充足

用于辅助研究的新鲜组织标本的适当分类

- 流式细胞检测分析
- 分子和（或）细胞遗传学研究，如果需要
- 特殊的组织固定流程
    - 电子显微镜
    - 免疫荧光法

- 辅助研究
    - 流式细胞术

        淋巴组织增生性疾病
    - 免疫荧光法

        免疫介导的疾病

        直接和间接技术
    - 电子显微镜

        可进行超微结构分析，最常用于：
        - 间皮细胞瘤
        - 免疫复合物疾病
        - 淀粉样蛋白和轻链疾病

- 组织学染色
    - 苏木精和伊红

        用于形态学评估的标准染色
    - 结缔组织染色（剂）

        有弹性的

        三色染色

        网状蛋白

        莫瓦五色
    - 黏蛋白染色剂

        过碘酸-希夫染色

        黏蛋白胭脂红

        阿辛蓝染色

        胶体铁染色

        异染性染色
    - 铁

普鲁士蓝染色
- 脂肪（脂肪酸）

  油红O
  - 必须在新鲜涂片或冷冻组织上进行
- 组织有机染色剂

  真菌
  - 银染
  - Grocott或Gomori六胺银染色
  - 过碘酸-希夫染色

  分枝杆菌
  - 抗酸染色液
  - 菲特
  - *诺卡菌属*

  细菌
  - 革兰阳性和革兰阴性有机体
  - Brown-Hopps染色法
  - Brown and Brenn染色法

  吉姆萨染色
  - *幽门螺杆菌*
  - Steiner
  - 螺旋体

- 免疫组织化学染色
  - 恶性肿瘤

    恶性上皮肿瘤（癌）
    - 上皮细胞抗体
      - 细胞角蛋白：AE1/AE3，CAM 5.2，CK7，CK20
      - 上皮细胞膜抗原
    - 非小细胞癌
      - MOC-31，Ber-EP4
    - 腺癌
      - 癌胚抗原，MOC-31
      - TTF-1：肺源特异性
    - 鳞状细胞癌

　　　　－　p40，p63，CK5/6
　　间皮瘤
- 钙结合蛋白，WT-1，CK5/6
- D2-40：常见于肉瘤样变异型

　　肉瘤
- 平滑肌肿瘤
　　－　结蛋白，平滑肌肌动蛋白
- 骨骼肌肿瘤
　　－　结蛋白
- 血管肉瘤
　　－　CD31，CD34，ERG，Ⅷ因子
　　－　HHV-8：卡波西肉瘤
　　－　CAMTA-1：上皮样血管内皮瘤

　　淋巴瘤
　　－　CD20，CD45，CD43，CD45RB

　　恶性黑色素瘤
　　－　S-100蛋白，Melan A，SOX-10

- 感染
　- 对以下病毒产生抗体：
　　巨细胞病毒
　　腺病毒
　　疱疹病毒

## 1.3.2　细胞病理学

- 细胞制备技术
　- 取出样本（不是整个结节）并直接在显微镜下检查以寻找癌症或其他疾病的迹象。

　　目的是减少组织样本的人为细胞改变，同时优化诊断细胞样本。

　　方法包括：
- 直接涂片
　- 最简单的制备
　- 最适合小体积细胞样品〔即细针抽吸（fine needle aspiration，FNA）〕

－ 只需 1 ～ 2 滴样本
－ 制作 2 块涂片

　一块风干
- 足够用于快速现场评估（rapid onsite evaluation, ROSE）充分性
  － 支气管镜检查查或介入放射学检查
  － 可用于吉姆萨染色（例如，Diff-Quick 染色）
- 出色的细胞质细节
  － 黏蛋白也可以被可视化
- 对微生物鉴定有价值

　一块用 95% 乙醇（酒精）固定
- 通常巴氏染色
  － 出色的细胞核细节
    染色质
    核仁
    角化鳞状上皮和瘤形成中的嗜橙菌
- 苏木精和伊红不太常用
- 通过细胞离心法浓缩液体样本
- 专有的液基系统（如 ThinPrep 和 SurePath）
  － 离心可能：
    通过消除风干伪影来提高样品质量
    减少假阴性率
  － 有些包括过滤步骤以减少背景碎片，从而产生更清晰的细胞形态特征。

　细胞团块 / 颗粒
- 可以通过针吸样本和高细胞密度的液体获得
- 经组织学处理，可用于其他检测。
  － 组织化学
    黏蛋白染色
    - 有机物染色
      吉姆萨染色（GMS），抗酸杆菌染色（AFB）
  － 免疫组织化学
  － 原位杂交

　　　　　　　　－ 分子检测
　　　　　　　● 可以用乙醇或福尔马林固定

# 参考文献

[1] Dadhich H, Toi PC, Siddaraju N, et al. A comparative analysis of conventional cytopreparatory and liquid based cytological techniques (SurePath) in evaluation of serous effusion fluids. Diagn Cytopathol. 2016; 44: 874−987.

[2] Ghosh S, Haramati LB. Imaging modalities in respiratory diseases. Ch 4−2. In: Duffy R, Berman A, Prezant D, editors. *Respiratory Disease and the Fire Service* ── IAFF. Washington DC; 2016. p. 293−312.

[3] Hogan PG, Donald KJ, McEvoy JD. Immunofluorescence of lung biopsy tissue. Am Rev Respir Dis. 1978; 118: 537−545.

[4] Keeblercm. In: Bibbo M, editor. *Cytopreparatory Techniques in Comprehensive Cytopathology*. 2nd ed. Philadelphia: WB Saunders; 1997. p. 889−917.

[5] Magaki S, Hojat SA, Wei B, So A, Yong WH. An introduction to the performance of immunohis-tochemistry. Methods Mol Biol. 1897; 2019: 289−298.

[6] Mazzone P, Jain P, Arroliga AC, Matthay RA. Bronchoscopy and needle biopsy techniques for diagnosis and staging of lung cancer. Clin Chest Med. 2002; 23: 137−158.

[7] Prasoon J, Hadique S, Mehta AC. Transbronchial lung biopsy. In: Mehta A, Prasoon J, editors. *Interventional Multi-disciplinary Techniques: Bronchoscopy: A Clinical Guide*. New York: Springer; 2013.

[8] Rajesh R, Patel J, Utz P. Bronchoscopic lung Biopsy. In: Ko-Pen Wang KP, Mehta AC, Turner JF, editors. *Flexible Bronchoscopy*. 3rd ed. Oxford, UK: Willey-Blackwell; 2012.

[9] Yarmus L, Van der Kloot T, Lechtzin N, et al. A randomized prospective trial of the utility of rapid on-site evaluation of transbronchial needle aspirate specimens. J Bronchology Interv Pulmonol. 2011; 18: 121−127.
Webpath.med.utah.edu

# 2 良性肿瘤

## 2.1 错构瘤

### 2.1.1 临床表现

- 包含至少两种不同数量的间充质组织，包括透明软骨、脂肪组织、平滑肌和纤维血管组织。
- 最常见的肺良性肿瘤。
- 最常见的是周围的、边界清楚的结节。
  - 随机分布于全肺。
- 10%为中央支气管内病变。
  - 当肿瘤增大时可能会引起阻塞性症状。

### 2.1.2 影像学

- 最常见的表现是孤立性肺结节（solitary pulmonary nodule, SPN），其定义为小于3 cm且被正常肺组织包围（图2.1a、b）。
- SPN的影像鉴别诊断。
  - 肉芽肿（结核、组织胞浆菌）、错构瘤和恶性肿瘤（如支气管癌）。
- 通常边缘光滑，可伴有轻度分叶。
- 在CXR或CT上有良性钙化征（粗糙，"爆米花"型，居中），并表现为脂肪密度（MRI > CT）是其特征性改变。

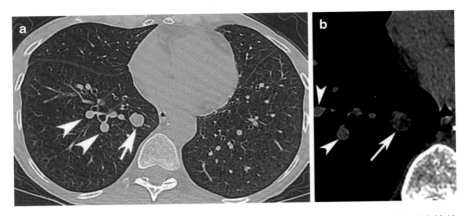

图2.1　错构瘤，非增强胸部CT扫描。（**a**）肺；（**b**）纵隔窗：右下叶边缘平滑的结节，中央脂肪和软组织衰减，提示错形瘤（箭头）。注意类似于结节密度的肺血管系统（尖头），可通过相邻支气管（红色细箭头）与真正的肺结节相区别

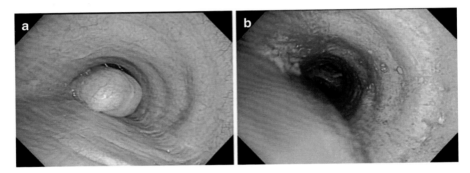

图2.2　错构瘤，支气管镜图像（**a**）光滑的圆形阻塞性病变和（**b**）活检和支气管内消融术后

### 2.1.3　支气管镜检查

- 支气管镜下可见光滑的圆形阻塞性病变（图2.2a、b，图2.3a–e）。
- 增大时可引起阻塞性症状。
- 当活检去除表面上皮时，脂肪瘤通常可见黄色脂肪物质（图2.3d）。
- 支气管内消融可以去除病变（图2.3e）。
- 这些良性病变通常不需要额外的治疗。
- 很少有复发的报道。

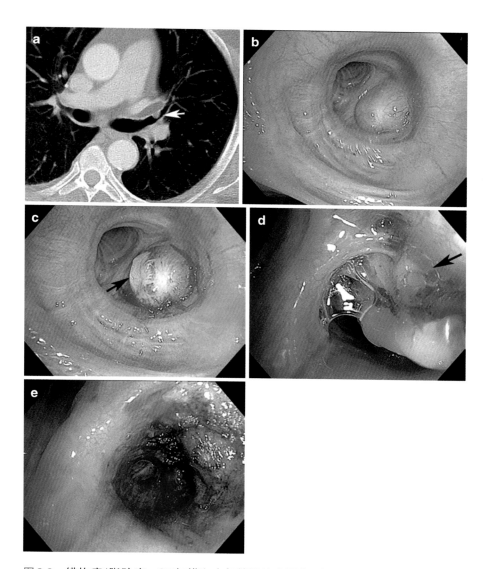

图2.3 错构瘤/脂肪瘤。CT扫描和支气管镜检查图像。(a)CT 扫描显示肺门脂肪组织突出到舌支气管管腔(箭头)。(b)支气管镜图像显示从管腔膨出的光滑病变。(c)黏膜下的黄色组织提示脂肪瘤(箭头)。(d)当活检钳夹闭病灶时可见脂滴(箭头)。(e)病变烧灼消融后的舌支气管

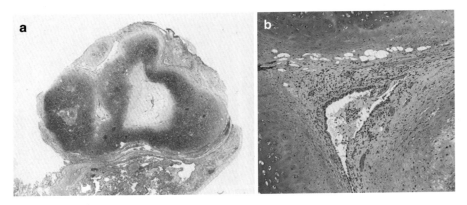

图2.4 错构瘤，切除活检。（a）以软骨为主要特征的错构瘤延伸至近端气道腔。（b）软骨组织内可见嵌顿的呼吸道上皮

图2.5 错构瘤，切除活检。近端气管腔内以脂肪瘤为主的错构瘤

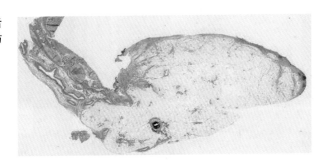

## 2.1.4 病理学

### 2.1.4.1 外科病理学

- 显微镜下至少可见以下两种组织：透明软骨、脂肪组织、平滑肌和纤维血管组织（图2.4a、b）。
  - 通常存在软骨样或软骨黏液样组织。
- 存在嵌顿的良性呼吸道上皮（图2.4b）。
- 支气管内变异型主要为脂肪瘤型（图2.5）。

### 2.1.4.2 细胞病理学

- 软骨或纤维黏液样组织碎片是典型的表现（图2.6）。
- 其他成分，如脂肪组织和肌肉纤维也是可能的。

图2.6 错构瘤，细胞病理学直接涂片。错构瘤细胞学涂片显示软骨碎片和纤维黏液样组织（巴氏染色）

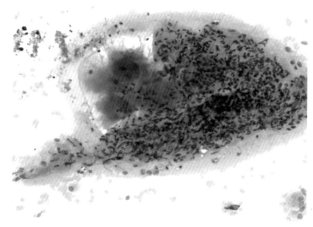

图2.7 错构瘤，细胞病理学直接涂片。脂肪瘤直接涂片中淡染的脂肪组织和穿行毛细血管中的颗粒（巴氏染色）

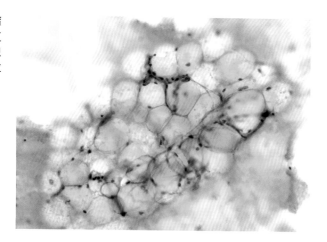

- 肺泡实质、纤毛和非纤毛上皮细胞如储备细胞和化生细胞通常可见。
- 以脂肪瘤为主时，可看到细胞上浅色的脂肪组织颗粒（图2.7）。
  - 偶有穿行的毛细血管。

### 2.1.4.3 病理鉴别诊断

- 软骨瘤
  - 卡尼三联征（胃间质肉瘤、肺软骨瘤和肾上腺外副神经节瘤）中发现的罕见病变，仅包含软骨（透明或黏液透明）。

  - 它们只有软骨，没有包裹的呼吸道上皮。
- 平滑肌肉瘤、软骨肉瘤等的转移性病变。
  - 与错构瘤不同，转移性肉瘤具有明显的细胞异型性。

#### 2.1.4.4  辅助研究

- 免疫组织化学研究可以确定存在的间充质成分，但诊断错构瘤通常不需要该检查。

## 2.2  硬化性肺细胞瘤

### 2.2.1  临床表现

- 80% 见于女性，通常是中年人。
- 周围和孤立的病变。
- 无症状。
- 区域淋巴结转移已有报道，但很少见。

### 2.2.2  影像学

- 大多数表现为孤立性肺结节或肿块，具有与肺泡腺瘤相似的影像特征（图 2.8a–d）。
- 孤立性肺结节的其他 CT 征象如下：
  - 边缘假包膜征
      邻近肺实质受压
  - 血管叠加征
      病变附近的供血血管充血
  - 空气新月征
      病灶周围无肺纹理的新月体透明影
  - 月晕征（光环征）
      病灶周围为毛玻璃样阴影

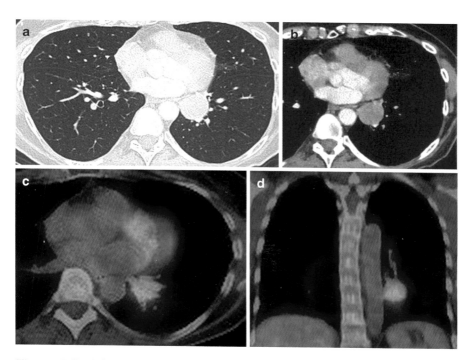

图 2.8 硬化型肺细胞瘤。( a、b ) 胸部增强 CT 显示左下叶内侧有一个 3 cm 边界清楚的软组织衰减肿块。( c、d ) PET 扫描显示结节中均匀且适度的 FDG 摄取

## 2.2.3 病理学

### 2.2.3.1 外科病理学

- 存在两种细胞类型（图 2.9a、b）。
  - 表面细胞呈立方体，外观似肺细胞
  - 基质细胞
  - 两种新生物
  - 可以看到 4 种生长模式：
    - 乳头状
    - 硬化型
    - 实变型
    - 出血型
- 病变可以通过经支气管或针吸活检来诊断（图 2.10a、b）。
  - 免疫组化研究可能有助于区分它与低级别腺癌（参见 2.2.3.4 辅助研究）。

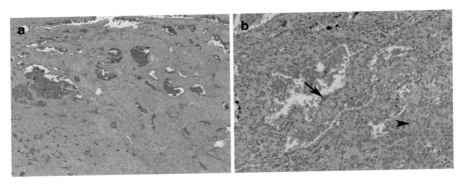

图 2.9　硬化型肺细胞瘤，楔形切除。（a）出血型病变显示实质性区域出现大量出血间隙。（b）高倍镜显示两种细胞群，立方表面细胞呈肺细胞样外观（箭头），基质细胞呈实性巢状（尖头）

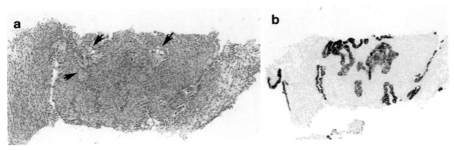

图 2.10　硬化型肺细胞瘤，针吸活检。（a）病灶活检显示主要为实性基质细胞巢，表面为散在的肺细胞型细胞巢（箭头）。（b）免疫组织化学用于检测表面细胞的全细胞角蛋白；注意基质细胞的全细胞角蛋白呈阴性

### 2.2.3.2　细胞病理学

- 小血管周围包绕着上皮细胞（图 2.11）。
- 上皮细胞类似鞋钉样非肿瘤性 2 型肺细胞，有时伴有核内细胞质包涵体。
- 除乳头和腺泡外，还存在单一分散的上皮细胞和基质细胞。

### 2.2.3.3　鉴别诊断

- 类癌瘤
  - 硬化性肺细胞瘤中单个细胞群与两个细胞群的比较。

图2.11 硬化型肺细胞瘤，细胞病理学直接涂片。病变上皮细胞围绕着小血管结构，呈2型肺细胞形态（巴氏染色）

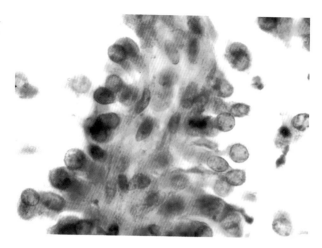

- 神经内分泌标志物阳性，而硬化型肺细胞瘤呈阴性。
- 乳头状腺癌
  - 单细胞群。
  - 恶性细胞学异型性。

#### 2.2.3.4 辅助研究

- 立方形表面细胞
  - +：全细胞角蛋白、上皮膜抗原（EMA）、CAM 5.2、CK7、TTF–1和Napsin A（图2.10b）
- 基质细胞
  - +：CAM 5.2（focal），CK7（focal），EMA，TTF–1
  - −：全细胞角蛋白

## 2.3 肺泡腺瘤

### 2.3.1 临床表现

- 极其罕见。
- 无症状的。
- 通常是偶然发现的。
- 多见于下叶，但可发生于任何肺叶。
- 无恶性潜能的良性病变。

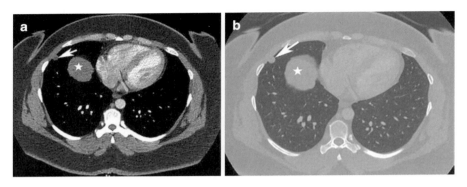

图2.12  肺泡腺瘤，轴位胸部增强CT图像（**a**：纵隔，**b**：肺窗）显示右肺中叶内胸膜下有一个边界清楚、均匀的低密度肺结节（箭头），周围无明显强化（星号标记为右半膈圆顶）

### 2.3.2  影像学

- 通常报告为外周或胸膜下孤立的圆形或卵圆形结节，边缘光滑，密度均匀（图2.12a、b）。
- 与其他良性病变（硬化性血管瘤、乳头腺瘤、错构瘤、肉芽肿和平滑肌瘤）的影像学特征相同。
- 点状强化类似于硬化型肺细胞瘤，但小于硬化型肺细胞瘤。

### 2.3.3  病理学

#### 2.3.3.1  外科病理学

- 多囊性肿块。
- 类似肺泡腔的囊性腔（图2.13a、b）。
- 病变可能呈向心性增大。
- 立方上皮细胞类似于肺细胞线性分布。
- 染色后类似于 Ⅱ 型肺细胞。
- 温和的梭形基质细胞。

#### 2.3.3.2  鉴别诊断

- 淋巴管瘤
  - 排列间隙的细胞为 D2-40 阳性而不是细胞角蛋白阳性。

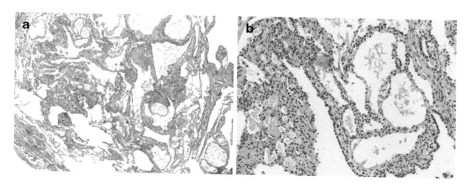

图2.13　肺泡腺瘤，楔形切除术。（**a**）由薄壁排列而成的多囊腔类似于肺泡腔。（**b**）肺泡腔样区域含有蛋白样物质，并由立方细胞排列而成。底层基质中存在淡染的梭形细胞

- 硬化型肺细胞瘤。
- 转移性肉瘤可能有囊性空腔。
  - 有明显的细胞异型性。

### 2.3.3.3　辅助研究

- 囊腔内的上皮细胞为＋：TTF-1和CEA。
- 基质细胞平滑肌标志物可能呈阳性。

## 2.4　乳头状腺瘤

### 2.4.1　临床表现

- 非常罕见
- 男性多见
- 无临床症状
- 在影像学检查中偶然发现
- 良性无转移潜能

### 2.4.2　影像学

- 外周孤立的团块影
- 边界清楚

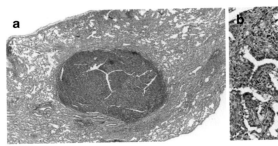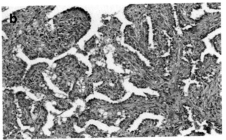

图2.14　乳头状腺瘤，楔形切除术。（a）边界清楚的实质内结节，呈乳头状结构。
（b）纤维血管间质上有一单层立方和柱状细胞

### 2.4.3　病理学

#### 2.4.3.1　外科病理学

- 边界清楚（图2.14a、b）
- 扁平立方到柱状上皮，内衬间质与纤维血管间质

#### 2.4.3.2　鉴别诊断

- 硬化型肺细胞瘤
  - 乳头状腺瘤的不同类型与统一类型。
  - 硬化型肺细胞瘤的两个细胞群，基质细胞的全细胞角蛋白阴性。
- 乳头状腺癌
  - 细胞异型性比乳头状腺瘤更明显。

#### 2.4.3.3　辅助研究

- 表面立方/柱状细胞为＋：TTF-1、CK-7、全细胞角蛋白和EMA。

## 2.5　孤立性乳头状瘤

### 2.5.1　临床表现

- 单个病变非常罕见。
- 最常见于支气管内。
- 男性多于女性。

- 阻塞性症状。
- 不到50%的鳞状乳头状瘤与 HPV 6/11 和 16/18 相关。
- 所有孤立性乳头状瘤均为良性且能完全切除。

### 2.5.2 影像学

- 小的支气管内息肉或气道结节。

### 2.5.3 支气管镜检查

- 近端大气道内单个息肉。
  - 多发息肉常提示乳头状瘤病。

### 2.5.4 病理学

#### 2.5.4.1 外科病理学

- 扁平复层鳞状上皮、腺状上皮或鳞状上皮和腺状上皮混合，覆盖于纤维血管核心。
- 最常见的是鳞状上皮乳头状瘤（图2.15a、b）。

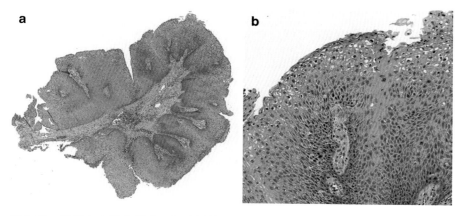

图2.15 鳞状上皮乳头状瘤，切除活检。（a）近端气道外生性鳞状上皮乳头状瘤延伸至管腔。（b）可见核周透明与空泡细胞变化和基底到表面成熟一致

- 可见空泡细胞改变。
- 可见从基底层到表层的成熟。
- 腺性息肉有柱状上皮假复层（图2.16a、b）。
  - 可有纤毛或无纤毛。
- 混合性腺鳞状乳头状瘤（图2.17a、b）。
  - 鳞状成分不会表现出病毒效应，可能代表化生性改变。
  - 腺体成分可以是柱状、假复层柱状、有纤毛或无纤毛。

### 2.5.4.2　鉴别诊断

- 炎性息肉
- 鳞状细胞癌

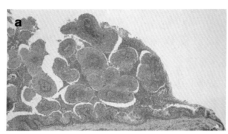
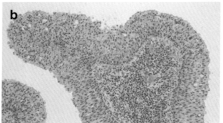

图2.16　腺乳头状瘤，切除活检。（a）软骨性气道乳头状瘤。（b）主要为无纤毛的假复层柱状上皮

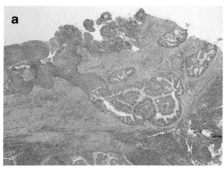
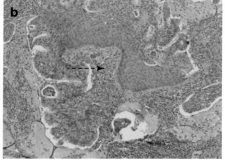

图2.17　混合性腺鳞状乳头状瘤，切除活检。（a）病变起源于近端气道，有腺状（右侧）上皮和鳞状（左侧）上皮（b）腺上皮与鳞状上皮（箭头）区混杂。周围的肺泡腔含有黏蛋白

- 鳞状上皮乳头状瘤病
  - 多发性乳头状瘤可能发生恶变
  - 更常见于喉和气管区域

### 2.5.4.3 辅助研究

- 在某些鳞状上皮乳头状瘤病例中可以看到 HPV 6/11 和（或）16/18 的表现。
  - 腺体或混合性乳头状瘤与 HPV 6/11 或 16/18 无关。

## 参考文献

[1] Ahmed S, Arshad A, Mador MJ. Endobronchial hamartoma; a rare structural cause of chronic cough. Respir Med Case Rep. 2017; 22: 224–227.

[2] Cornejo KM, Shi M, Akalin A, et al. Pulmonary papillary adenoma: a case report and review of the literature. J Bronchology Interv Pulmonol. 2013; 20: 52–57.

[3] Dettrick A, Meikle A, Fong KM. Fine-needle aspiration diagnosis of sclerosing hemangioma (pneumocytoma): report of a case and review of the literature. Diagn Cytopathol. 2014; 42: 242–246.

[4] Flieder DB. Benign neoplasms of the lung, Chapter 31, In: Pulmonary Pathology, Zander D, Farver CF, eds. a volume in the series *Foundations in Diagnostic Pathology*, J Goldblum ed., 2nd ed. Philadelphia, PA: Elsevier; 2017.

[5] Keylock JB, Galvin JR, Franks TJ. Sclerosing hemangioma of the lung. Arch Pathol Lab Med. 2009; 133: 820–825.

[6] Kozu Y, Maniwa T, Ohde Y, Nakajima T. A solitary mixed squamous cell and glandular papilloma of the lung. Ann Thorac Cardiovasc Surg. 2014; 20(Suppl): 625–628.

[7] Shin SY, Kim MY, Oh SY, Lee HJ, Hong SA, Jang SJ, Kim SS. Pulmonary sclerosing pneumo-cytoma of the lung: CT characteristics in a large series of a tertiary referral center. Medicine (Baltimore). 2015; 94(4): e498.

[8] Suut S, Al-Ani Z, Allen C, Rajiah P, Sabih DE, Al-Harbi A, et al. Pictorial essay of radiological features of benign intrathoracic masses. Ann Thorac Med. 2015; 10(4): 231–242.

# 3 唾液腺样肿瘤

## 3.1 黏液表皮样癌（MEC）

### 3.1.1 临床表现

- 约1%的肺肿瘤。
- 没有性别优势。
- 与吸烟无关。
- 边缘光滑的结节或肿块，通常起源于远端支气管（节段 > 肺叶/主支气管或气管）。
- 喘息、咳嗽和咯血是常见症状。
- 一些患者可能无症状。
- 低度病变预后良好。
- 高度病变可转移至骨、肝或脑。

### 3.1.2 影像学

- 气管支气管树腔内肿块的影像学表现是相当非特异性的。
- 点状钙化相当常见。
- 黏液表皮样癌是一个大的、边界清楚的肿块，源自/靠近节段支气管（图3.1a、b）。
- 远端阻塞性支气管黏液嵌塞或远端肺不张很常见。

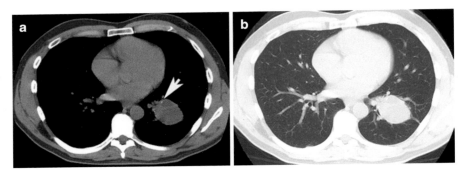

图3.1　黏液表皮样癌，低度。（a）胸部CT平扫轴位纵隔窗图像显示一个巨大、边界清晰的肿块，源自/靠近左肺下叶（LLL）中的节段支气管，肿瘤中有点状偏心钙化（箭头）和轻度远端线性肺不张。（b）肺窗突出肿块

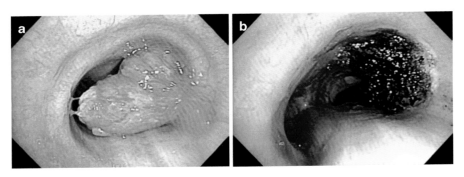

图3.2　黏液表皮样癌，低度，支气管镜图像。（a）棕粉灰色的腔内肿块。（b）支气管镜下肿块切除术后出现出血性溃疡床

### 3.1.3　支气管镜检查

- 通常表现为近端气道中的灰白粉色的息肉样病变（图3.2a）。
- 针吸和支气管内活检或切除活检相结合有助于做出诊断。
- 激光消融后病灶表面烧焦区域附近的活检可导致非诊断结果（图3.2b）。
- 支气管镜检查不会增加这类肿瘤的出血风险，但病变的位置和大小增加了检查的困难度。
- 由于黏液表皮样癌往往非常有限，故易于手术切除。

### 3.1.4  病理学

#### 3.1.4.1  外科病理学

- 可存在3种细胞类型：黏蛋白分泌细胞、鳞状细胞和中间细胞（图3.3a–c）。
- 所有这3类细胞都可以在小活检中看到（图3.4a、b）。
- 可表现为实性和囊性。
  - 囊性成分通常由分泌黏蛋白的柱状细胞组成（图3.3a）。
  - 实性成分通常由中间细胞和（或）鳞状细胞组成（图3.3b）。
- 可分为低度和高度。
  - 低度：
    - 通常包含所有3种细胞类型。
    - 可存在实性和囊性。
    - 常可见间质钙化和骨化。
  - 高度：
    - 罕见诊断——组织学上与腺鳞癌相似。
    - 非典型鳞状细胞和中间细胞通常构成这种肿瘤。
      - 囊肿和腺体形成罕见。
    - 外生性支气管内生长很常见。
    - 可能有低度MEC的过渡区域。

#### 3.1.4.2  细胞病理学

- 肿瘤鳞状上皮和分泌黏液的腺细胞混合的黏性层和三维聚集物（图3.5）。
- 通常存在混合的"中间"细胞和透明细胞。
- 低度病变中常见细胞外黏液物质。
- 具有明显恶性特征的高度病变，通常类似于非角化性鳞癌，有时伴有坏死。

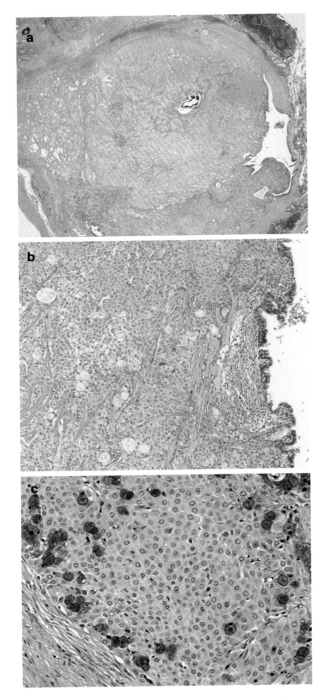

图 3.3　黏液表皮样癌，低度，切除标本。(a) 管腔内 MEC 的低倍镜图。(b) 表面有实质细胞和产生黏蛋白的表皮细胞。(c) 黏蛋白胭脂红染色突出显示黏液分泌细胞

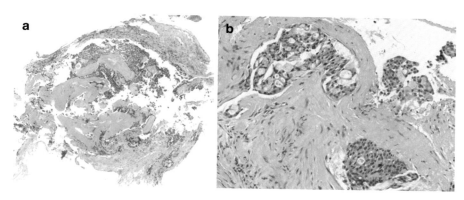

图3.4 黏液表皮样癌，低度，活检标本。(a) 支气管内膜活检标本的低倍镜图，有扁平上皮样细胞和硬化。(b) 细胞核淡染的实质细胞

图3.5 黏液表皮样癌，低度，细胞学标本。鳞状上皮和分泌黏液的腺细胞黏附片的改良吉姆萨染色。背景显示黏液物质

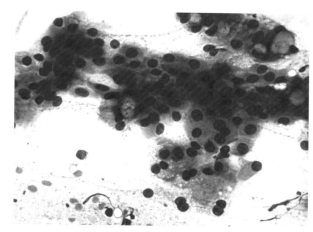

### 3.1.4.3 病理鉴别诊断

- 低度 MEC
  - 低度腺癌。
  - 实性细胞可能与类癌相混淆。
- 高度 MEC
  - 腺鳞状细胞癌。
    - 如果没有 MAML2 重排评估，很难可靠地将其与高 MEC 区分开。

### 3.1.4.4　辅助研究

- 黏蛋白染色有助于揭示黏蛋白分泌细胞（图3.3c）。
- TTF-1和Napsin A为阴性，可能有助于与腺癌鉴别。
- MAML2重排可诊断MEC。
  - 融合基因 *CRTC1-MAML2* 可存在于低度和高度的MEC中。

## 3.2　腺样囊性癌

### 3.2.1　临床表现

- 可出现阻塞性肺炎或喘息。
- 临床上可能误诊为哮喘。
- 环形和（或）纵向壁增厚和气管狭窄（罕见表现）。

### 3.2.2　影像学

- 起源于气管或主支气管的息肉样或分叶状肿块，伴有管腔侵犯和局灶性结节样壁增厚（常见表现）（图3.6a、b）。
- 肿瘤内钙化很少见。

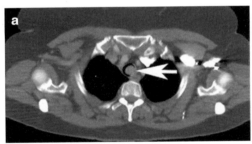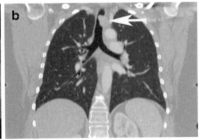

图3.6　腺样囊性癌。（a）胸部增强CT轴向纵隔窗和（b）冠状位肺窗图像显示一边缘平滑的息肉样肿块向气管腔内生长，沿左侧气管侧壁呈半圆形向局灶性壁增厚（箭头）

### 3.2.3　支气管镜检查

- 近端气道息肉样或环状肿块。
- 鉴别诊断包括以下内容：
  - 鳞状细胞癌
  - 类癌（年轻人，血管增强）
  - 转移（肺、甲状腺直接浸润；黑色素瘤、肾等远处转移）
  - 乳头状瘤（HPV感染，鼻咽受累）

### 3.2.4　病理学

#### 3.2.4.1　外科病理学

- 上皮细胞和肌上皮细胞（图3.7a–c）。
- 上皮细胞：具有淡染的细胞核。
- 结构体系包括实性、管状和筛状。
- 具有管腔（立方形）和外周/肌上皮细胞的两层细胞。
- 神经周围浸润很常见。

#### 3.2.4.2　细胞病理学

- 细胞质稀少的均匀基底样细胞的黏性片和三维聚集体（图3.8）。
- 与基底膜物质的玻璃样小体有关，在巴氏染色上呈浅、透明、蓝绿色的圆形小球，在改良的吉姆萨染色上呈异染性。

#### 3.2.4.3　病理鉴别诊断

- 肺腺癌
- 基底样鳞癌

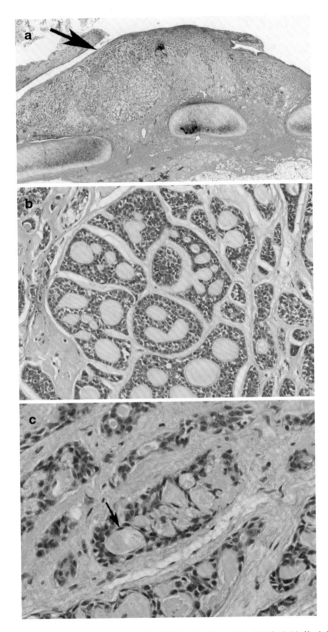

图3.7　腺样囊性癌，切除标本。（a）在软骨性气道内产生的肿瘤结节（箭头），肿瘤细胞以筛状为主。（b）具有圆形、均匀、深染的细胞核的肿瘤细胞排列在充满淡蓝色糖胺聚糖的囊腔中。（c）具有立方细胞和扁平肌上皮细胞2个细胞群（箭头）

图3.8 腺样囊性癌，细胞病理学（巴氏染色，直接涂片）。均匀的基底细胞三维聚体，胞浆稀少，与基底膜物质的透明小体有关

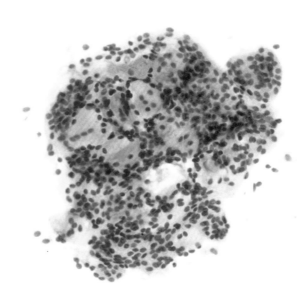

### 3.2.4.4 辅助研究

- 具有以下免疫表型的两层细胞形成的小管与其他上皮性肌上皮肿瘤相似。
  - 管腔细胞：细胞角蛋白和上皮膜抗原（EMA）阳性。
  - 外周/肌上皮细胞：p63、S-100和平滑肌动蛋白阳性。

## 参考文献

[1] Cipriani NA, Lusardi JJ, McElherne J, Pearson AT, Olivas AD, Fitzpatrick C, Lingen MW, Blair EA. Mucoepidermoid carcinoma: a comparison of histologic grading systems and relationship to *MAML2* rearrangement and prognosis. Am J Surg Pathol. 2019; 43: 885-897.

[2] Dacic S, Gilbert S, Ocak I, Lacomis J. Salivary gland neoplasm of the lung, chapter 30. In: Spencer's Pathology of the lung. sixth ed. New York: Cambridge University Press; 2013. p. 1127-1150.

[3] Falk N, Weissferdt A, Kalhor N, Moran CA. Primary pulmonary salivary gland-type tumors: a review and update. Adv Anat Pathol. 2016; 23: 13-23.

[4] Kalhor N, Moran CA. Pulmonary mucoepidermoid carcinoma: diagnosis and treatment. Expert Rev. Respir Med. 2018; 12: 249-255.

# 4 常见非小细胞癌

## 4.1 腺癌

### 4.1.1 临床表现

- 是非小细胞肺癌中最常见的类型。
- 病因包括吸烟、氡、其他环境因素和空气污染。
- 可能发生在从不吸烟的人群中。
- 临床症状多种多样，从无症状到胸痛、呼吸急促和不受控制的浸润/实变。

### 4.1.2 影像学

- 影像学表现取决于组织生长模式。
- 单结节或肿块，实变或磨玻璃影，或多中心病变（结节或肿块）（图4.1a–c）。
- 结节可以是实心、部分实心（带有实心成分的磨玻璃影）或磨玻璃衰减（图4.2a、b）。
- 可观察到毛刺征、胸膜牵拉征、"透明气泡或假性空洞"、"麦圈征"、支气管充气征和CT血管造影征，以及"碎石路征"（图4.3a、b和图4.4a、b）。
- 实性成分的百分比随着更具侵袭性的腺癌亚型而增加，磨玻璃影通常与主要的或纯粹的鳞状组织学生长模式相关。

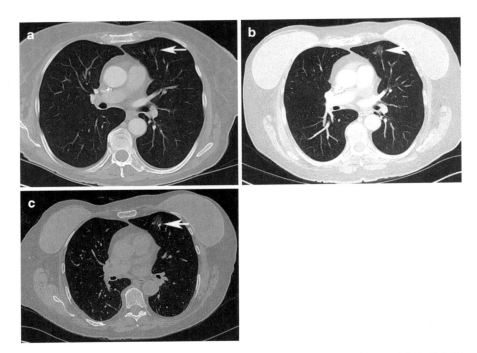

图 4.1　腺癌，胸部 CT 轴位（肺窗）。（ a ）左肺上叶中的小磨玻璃影可以代表非典型腺瘤样增生（AAH）或原位腺癌（AIS）（箭头）。（ b ）5 年后随访 CT 显示 < 5 mm 的实性成分，提示原位癌（箭头）。（ c ）手术切除前放置的基准标记（箭头）

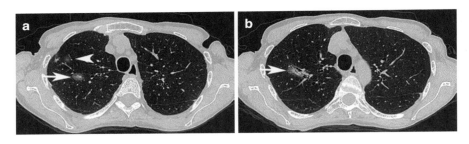

图 4.2　腺癌，胸部 CT 轴位（肺窗）。（ a ）右肺上叶部分实性结节，中心有 5 mm 的实性成分，可能为微浸润腺癌（MIA）（箭头）和邻近较小的磨玻璃影（尖头）。（ b ）2 年随访 CT 时疾病进展，伴随整个结节增长和实性成分增加（箭头）。注：小磨玻璃影已消除（炎症或非典型腺瘤样增生）

- 原位腺癌（adenocarcinoma in situ, AIS）、微浸润腺癌（minimally invasive adenocarcinoma, MIA）和以鳞癌为主的腺癌表现为磨玻璃样结节或磨玻璃样为主的部分实性结节（图 4.5a、b）。
- 侵袭性亚型大多表现为实性或部分实性结节、肿块或实性阴影（图 4.6a–c）。

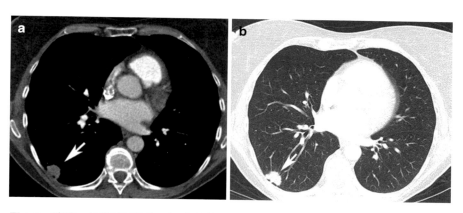

图4.3 腺癌，胸部CT轴位。（**a**）为软组织和（**b**）肺窗显示一个右肺下叶（RLL）周围实性肺结节，边缘呈针状，符合侵袭性非黏液型腺癌（箭头）（手术病理为微乳头状亚型）

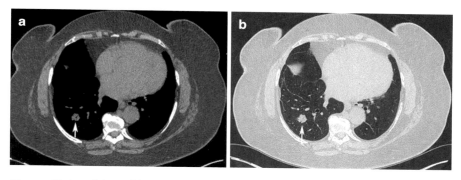

图4.4 腺癌，胸部CT轴位。（**a**）为软组织和（**b**）肺窗显示一个实性右肺下叶结节，中央空气透亮，符合浸润性非黏液型腺癌（箭头）（手术病理亚型为乳头状）

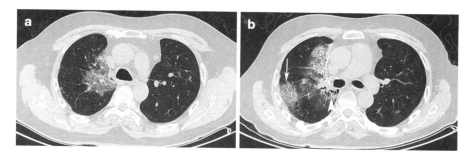

图4.5 腺癌，胸部CT轴位（肺窗）。（**a**）既往右肺上叶切除的鳞腺癌伴右肺中叶和下叶复发的浸润性腺癌。（**b**）肺门周围区域（箭头）出现不规则的混合性实变和微小的"空泡"，以及右肺下叶散布的平滑小叶间隔增厚（"碎石铺路征"）的局灶性磨玻璃影（尖头）

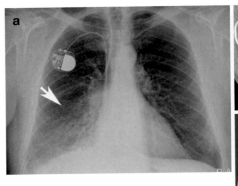
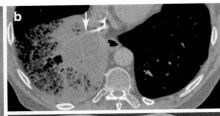
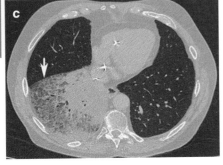

图 4.6　浸润性黏液腺癌，胸部 X 线 – 正位片：（ a ）非可控性右肺下叶实变（箭头）。胸部 CT 平扫轴位，（ b ）为软组织窗：肺门周围呈肿块样实变（箭头）。（ c ）肺窗：扩散远端的磨玻璃影贯穿整个右肺下叶（箭头）

### 4.1.3　支气管镜检查

- 支气管内钳取和经支气管穿刺活检是最具诊断性的检查（图 4.7a）。
- 支刷活检和肺泡灌洗也具有诊断性，但如果上覆黏膜仍然完整，则有局限性。
- 当支气管内疾病明显时，小细胞癌与各种非小细胞癌在内镜下无明显区别。
- 腺癌通常起源于肺，转移到纵隔淋巴结，并可能发展为气道压迫和侵犯邻近结构（图 4.7b、c）。

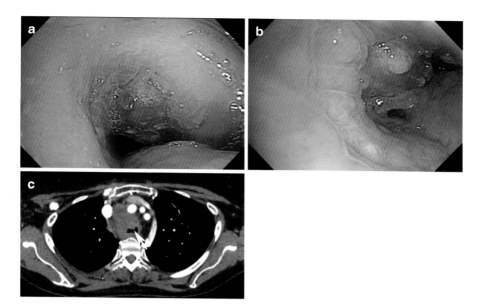

图4.7   腺癌，支气管镜图像。（a）腺癌的支气管内表现。（b）气管恶性包裹，可能来自右侧气管旁淋巴结。（c）胸部CT扫描发现肿瘤穿过气管前壁（箭头）

## 4.1.4   病理学

### 4.1.4.1   外科病理学

- 非典型腺瘤样增生（atypical adenomatous hyperplasia, AAH）：
  - ≤5 mm鳞状细胞类型。
- 原位腺癌（AIS）（图4.8）：
  - >5 mm～≤3 cm纯鳞状细胞类型。
- 微浸润腺癌（MIA）（图4.9）：
  - 非黏液性或黏液性鳞状细胞型，浸润性成分≤5 mm（见下文）。
- 浸润性腺癌：
  - 鳞状细胞为主。

        >5 mm的浸润型（见下文），主要为鳞状细胞型

        - >3 cm的纯鳞状细胞型

图 4.8　原位腺癌，切除标本。肺泡壁上有低度上皮肿瘤细胞，无侵袭性

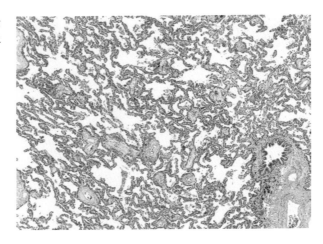

图 4.9　微浸润腺癌，切除标本。低度肿瘤细胞，仅有局灶性（＜5 mm）浸润

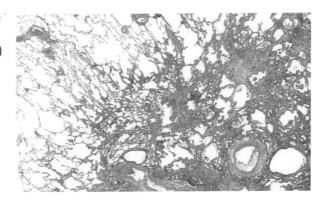

- 腺泡型、实心型、乳头型、微乳头型为主（图 4.10a-d）。
- 浸润性黏液腺癌（图 4.11）。

  除实性成分外，任何生长类型均可见到，即鳞状、腺泡状、乳头状和微乳头状。
- 活检标本上可识别各种类型，但应在切除标本上确定主要类型（图 4.12a、b ～图 4.14a、b）。
- 异常的变异。
  - 胶体（胶状体）
  - 未分化腺癌
  - Enteric 肠道来源

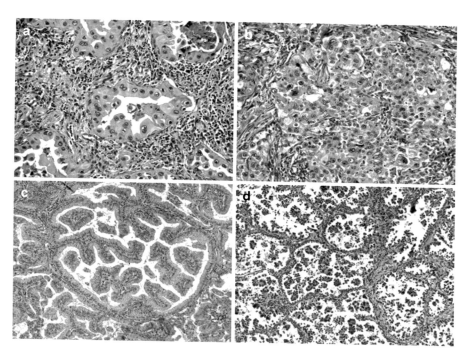

图 4.10 浸润性腺癌，切除活检。(**a**)腺泡：恶性腺上皮在炎症基质内形成腺体。(**b**)实质：肿瘤上皮细胞巢。(**c**)乳头状：恶性细胞沿着纤维血管核心排列呈乳头状(**d**)微乳头状：恶性上皮细胞呈簇状聚集于在管腔中

图 4.11 浸润性黏液腺癌，切除活检。鳞状和腺泡型恶性黏液上皮

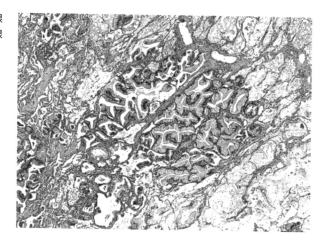

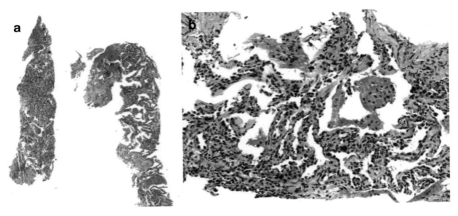

图4.12　腺癌，穿刺活检标本。（a）腺癌，鳞状细胞型（右侧碎片）伴高度（腺泡型）区域（左侧碎片）。（b）低度鳞状细胞学特征

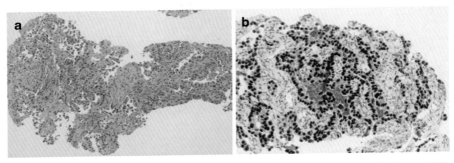

图4.13　腺癌，穿刺活检标本。（a）腺癌，腺泡型。（b）免疫组化检测中TTF-1（棕色细胞核）和Napsin A（红色细胞质）呈弥漫性阳性，证实为肺腺癌

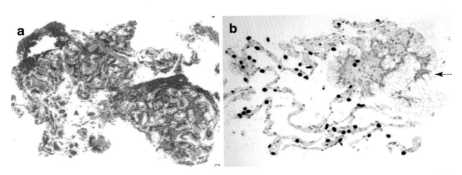

图4.14　腺癌，经支气管活检标本。（a）腺癌，黏液样鳞状细胞型。（b）TTF-1的免疫组化检测在此细胞类型中可能为阴性（箭头）

### 4.1.4.2 细胞病理学

- 可能含多种细胞类型（鳞状、腺泡状、乳头状、实性）
- 细胞内和细胞外黏蛋白
- 具有核仁肿大、染色质开放、核膜不规则，核仁和泡沫状细胞质的三维病变细胞群（图4.15a、b）

### 4.1.4.3 病理鉴别诊断

- 腺癌的每一种类型都有鉴别诊断：
  - 鳞状：反应性肺细胞。
  - 实性：大细胞或鳞状细胞癌、弥漫性大B细胞淋巴瘤、黑素瘤（通常为转移性）。
  - 乳头状：转移性腺癌（肾、卵巢、甲状腺）。
  - 微乳头状：转移腺癌（卵巢）。
  - 腺泡：转移性腺癌（胃肠道、胰脏、胆道、乳腺）。
  - 黏液性：非典型黏液化生（良性和反应性）；转移性黏液腺癌（胰腺，卵巢）。
  - 腺鳞癌：活检标本可能只有腺癌细胞类型；切除标本可见鳞状细胞（见下面的腺鳞状病灶）。

### 4.1.4.4 辅助研究

- 免疫组化染色。
  - 最常见的组织黏蛋白染色。
    黏蛋白胭脂红（图4.16）。
    过碘酸-希夫（PAS）与淀粉酶消化。

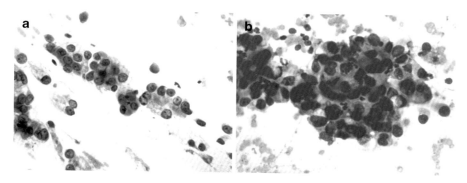

图4.15 腺癌，细胞病理学（巴氏染色，直接涂片）。（a）腺癌，低度，鳞状细胞型。（b）腺癌，高度，腺泡型

图 4.16　腺癌，免疫组化
黏蛋白染色。黏蛋白染色
显示细胞内黏蛋白呈亮粉
红色/红色

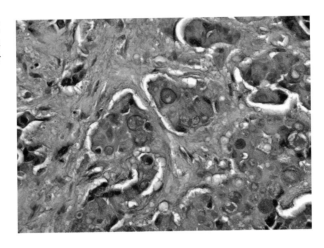

- 免疫组织化学法。
  - 甲状腺转录因子-1（TTF-1）阳性（图4.13b）。
    黏液型腺癌可为阴性（图4.14b）。
  - 天冬氨酸蛋白酶A（Napsin A）阳性。
  - 细胞角蛋白：CK7+；CK-20-。
- 必须对可靶向突变的分子检测进行评估，以寻找可能的治疗方法。
  - 表皮生长因子受体，KRAS突变。
  - *ALK, ROS* 和 *RET* 基因融合。
- 程序性死亡配体1（PD-L1）免疫组化检测在所有非小细胞肺癌（包括腺癌、鳞癌、腺鳞癌和大细胞癌）中用%表达。
  - 该抗体对肿瘤细胞的染色量有助于预测检查点抑制剂治疗（如派姆单抗）的临床效益。

## 4.2　鳞状细胞癌

### 4.2.1　临床表现

- 第二常见的非小细胞癌。
- 通常与严重的吸烟史有关。
- 通常为中央型。
- 可能导致"Pancoast瘤"或肺上沟瘤。
  - 指解剖上位于肺尖的周围肿块，导致胸壁侵犯并累及臂丛神经。

## 4.2.2 影像学

- 支气管内结节伴节段性、叶性或全肺塌陷；通常为早期表现（图 4.17）。
- "反S征"：可能为鳞状细胞癌，指右肺门中央梗阻性肿瘤伴右上叶肺不张。周边肿块伴中心空化；可随后出现（图4.18a、b和图4.19a、b）。
- 肺门和（或）纵隔淋巴结肿大和恶性胸腔积液是常见的。

图4.17 鳞状细胞癌，胸部非增强CT轴位（肺窗）。支气管中间支气管内结节（肺鳞状细胞癌）（箭头）伴中叶部分不张（尖头）

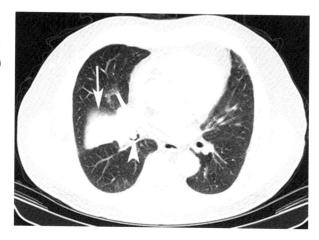

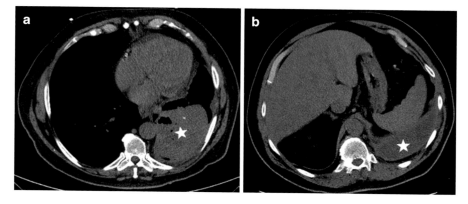

图4.18 鳞状细胞癌，胸部非增强CT轴位（软组织窗）。（a）左肺下叶空洞型肿块（肺鳞状细胞癌）伴中心坏死（星标部位）。（b）左侧恶性胸腔积液伴结节性胸膜增厚（星标部位）

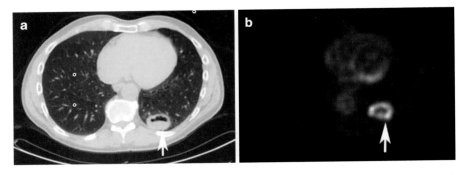

图4.19　基底样鳞状细胞癌，胸部非增强CT轴位。（a）左肺下叶空洞型肺结节（箭头）。（b）FDG-PET显示高代谢壁层实体成分（箭头）

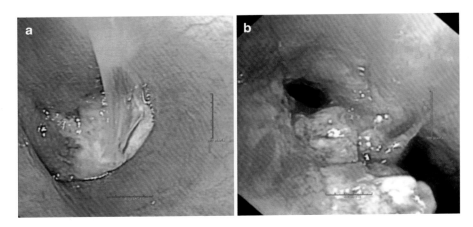

图4.20　鳞状细胞癌，支气管镜图像。（a）支气管内鳞状细胞癌完全阻塞远端左主支气管的患者。可观察到病灶表面的坏死和坏死表面的大血管。这种病变很容易通过针吸、刷检和镊子进行取样，但也可以通过支气管内膜切除术进行处理，本病例即是在硬支气管镜下完成。（b）图像显示去除主干梗阻后继发隆突周围的广泛肿瘤浸润

### 4.2.3　支气管镜检查

- 支气管内鳞状细胞癌在支气管内外观上不易与其他癌性病灶区分，特别是当肺门肿瘤大且具有浸润性时（图4.20a、b）。
- 支气管内鳞状细胞癌可出现更小的肿块，这是一种更为微妙的表现。
- 高倍支气管镜检查查结合窄带成像可以检测肺癌高风险重度吸烟者的血管生成性鳞状发育不良的毛细血管襻（图4.21a、b）。
- 在无气管切除手术选择的多灶性鳞状上皮发育不良患者中，重复消融治疗和支气管镜监测是标准方法（图4.22a-d）；患者也可以选择放射疗法。

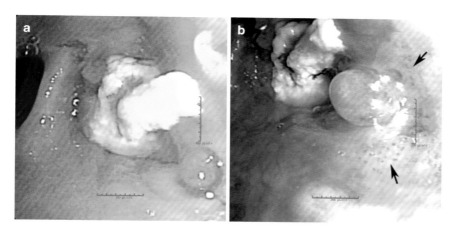

图4.21  鳞状细胞癌，支气管镜图像。(a)右下叶阻塞病变（苍白坏死的不规则表面）和邻近较小的粉红色结节，基底部黏膜异常。(b)黏膜窄带成像显示典型的鳞状细胞癌环点类型（箭头）。

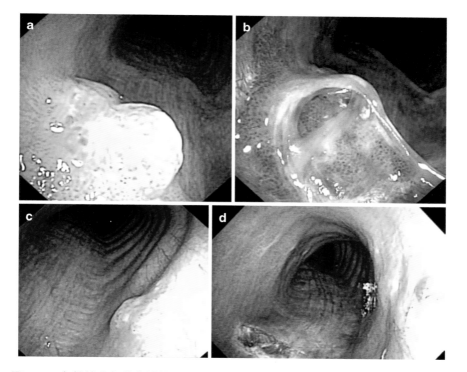

图4.22  多灶性支气管内鳞状细胞癌，支气管镜图像。先前因鳞状细胞癌而行肺叶切除术的患者，现在因咳嗽而进行评估。(a)气管后壁息肉样病变。(b)一种环点模式的窄带成像，支气管镜设置改变光的波长以突出血管组织。(c)气管侧壁第二处较细微的病变。(d)由于多灶性鳞状细胞癌患者没有气管切除术的手术选择，此为消融治疗后烧焦的支气管表面

### 4.2.4 病理学

#### 4.2.4.1 外科病理学

- 两种形态学特征可用于确诊。
  - 嗜酸性细胞角蛋白 "珍珠" 是中间丝的表现（图 4.23）。
  - 细胞间桥（图 4.24a、b）。
- 基底样变异体有较多的嗜碱性细胞核，仅有鳞状细胞分化的局部证据（图 4.25a、b）。
  - 肿瘤取样不充分的活检标本可能类似小细胞癌（图 4.26a、b）。

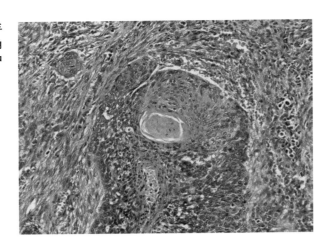

图 4.23　鳞状细胞癌，手术病理切除标本。细胞角蛋白珍珠在鳞状细胞癌中的分化

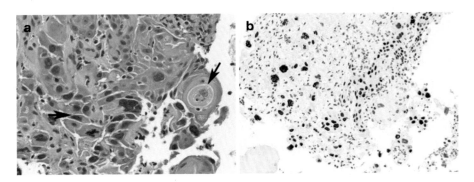

图 4.24　鳞状细胞癌，手术病理切除标本。（a）鳞状细胞癌中存在细胞间桥（桥粒）（箭头）。（b）免疫组化研究显示 p40 在肿瘤细胞核中呈弥漫性阳性

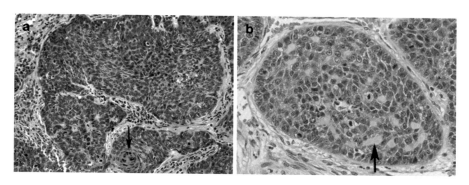

图4.25 基底样鳞状细胞癌，手术病理切除标本。（a）基底样鳞状细胞癌具有嗜碱性的形态学特征，只有罕见的鳞状分化灶（箭头）。（b）透明样变结节是一种病理性特征，有助于与小细胞癌区分开来（箭头）

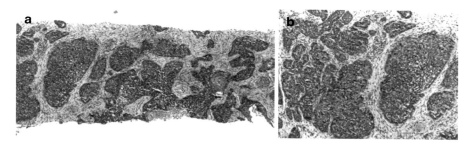

图4.26 基底样鳞状细胞癌，针吸活检。（a）基底样亚型在活检上可能类似小细胞癌，并有明显的嗜碱性。（b）基底样鳞状细胞癌活检的特点是细胞质和细胞核的形状，这提高了小细胞癌的鉴别诊断。肿瘤P40呈弥漫性阳性，TTF-1免疫组化阴性

#### 4.2.4.2 细胞病理学

- 角质化形式为细胞质嗜橙细胞和单一多形性细胞（图4.27）。
- 可能存在多变的细胞类型（表皮样薄片、珍珠样、完整的单细胞）（图4.28）。
- 改良Giemsa染色使细胞质呈罗宾蛋蓝色。
- 核大，染色质粗糙，核仁小，核轮廓不规则。

#### 4.2.4.3 病理鉴别诊断

- 低分化鳞状细胞癌：大细胞癌。
- 基底样鳞状细胞癌：小细胞癌。

图4.27 鳞状细胞癌（角质化），细胞病理学。巴氏染色，直接涂片。角化型，嗜橙细胞和单一多形性细胞

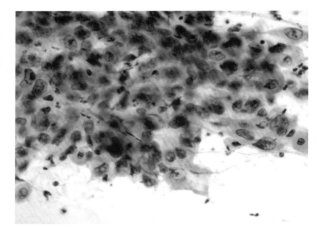

图4.28 鳞状细胞癌（非角质化），细胞病理学。巴氏染色，直接涂片。片状表皮样细胞，染色质粗糙，核仁小，核轮廓不规则

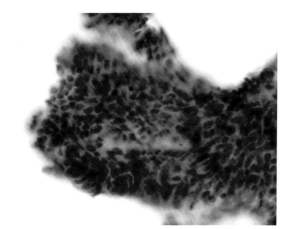

#### 4.2.4.4　辅助研究

- 鳞状细胞癌：+P40，+P63，+CK5/6（图4.24b）。
- 检测PD-L1表达用于免疫治疗（图4.29）。

## 4.3　腺鳞癌

### 4.3.1　临床表现

- 据报道以男性居多。
- 可以是周围型（更常见）或中央型（不常见）结节/肿块。
- 切除标本的分期可能较高，因此早期转移的预后较差。

图4.29  鳞状细胞癌，针吸活检。PD-L1 22C3克隆的免疫组织化学检测超过50%的肿瘤细胞呈弥漫性膜状表达

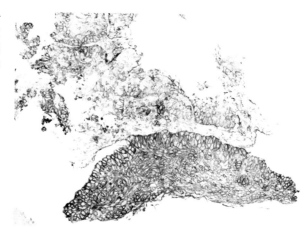

### 4.3.2  影像学

- 成像类似于其他非小细胞癌（见上文）。

### 4.3.3  支气管镜检查

- 支气管镜检查和取样类似于其他非小细胞癌。
- 对于近端气道的侵袭性病变，支气管镜检查有两个目的。
  - 获取诊断样本。
    
    以用标准的支气管内器械获得。
    
    细胞学，特别是针吸细胞学，产量最高。
    
    组织学最好来自钳活检标本。
  - 如果存在外部压迫和更多的远端气道压迫，可以根据症状进行治疗／姑息治疗，如消融或支架植入（图4.30和图4.31）。

### 4.3.4  病理学

#### 4.3.4.1  外科病理学

- 腺癌和鳞状细胞癌的形态学证据（图4.32a–c）。
- 两种成分至少占肿瘤的10%。

图4.30　腺鳞癌，支气管镜图像。病变侵入气管，可观察到后壁黏膜异常和肿瘤，也有外部压迫和气管软骨消失的证据

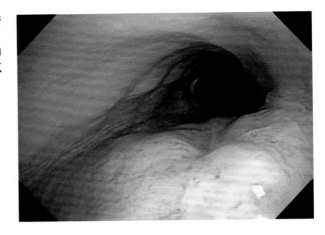

图4.31　腺鳞癌，支气管镜图像。右主干支气管的图像。前面有坏死的气道组织和暴露的肿瘤以及一个八字状的继发隆突（箭头）

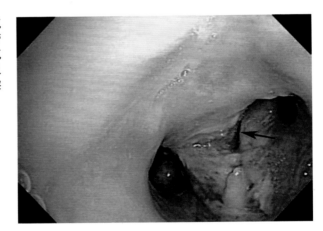

- 明确诊断更常见于切除的标本。
- 免疫组化检测可能有助于确定这两种病理类型（图4.32b、c）。
- 活检标本可能提示腺鳞癌，但需要对切除标本进行明确评估。

### 4.3.4.2　细胞病理学

- 细胞学特征与腺癌和鳞状细胞癌相同（见上文）。

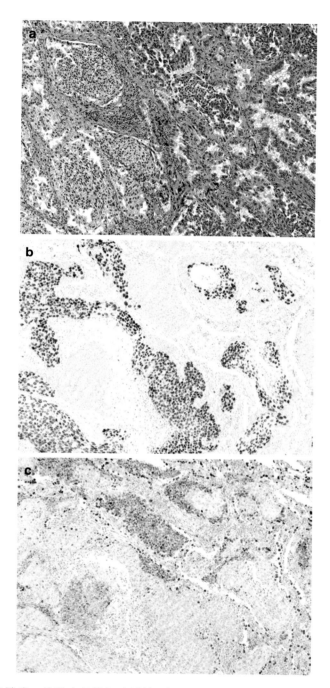

图4.32 腺鳞癌，外科病理学切除活检。（**a**）图示为鳞状细胞癌（左：实性癌巢）和腺癌（右：恶性腺体）。（**b**）P40免疫组化染色显示鳞状细胞癌。（**c**）TTF–1免疫组化染色显示腺癌

### 4.3.4.3  病理鉴别诊断

- 非小细胞癌，鳞状细胞癌或腺癌 < 10%。
  - 腺癌伴鳞状分化（ < 10% 的鳞状细胞癌）。
  - 鳞状细胞癌伴局灶性腺癌分化（腺癌 < 10%）。

### 4.3.4.4  辅助研究

- 免疫组化研究有助于在切除标本中区分分化较差的鳞状细胞癌或腺癌癌（图4.32）。
  - 腺癌：+TTF-1，+Napsin A。
  - 鳞状细胞癌：+P40，+P63，+CK5/6。

## 4.4  大细胞癌

### 4.4.1  临床表现

- 与吸烟密切相关。
- 未分化的非小细胞癌，不具有腺癌或鳞状细胞癌的形态学特征。
- 越来越罕见：< 10% 的切除非小细胞肺癌。
- 临床特征与其他非小细胞肺癌相似。

### 4.4.2  影像学

- PET-CT可能比CT更好地识别疾病和转移的全部范围。
- 通常为周围型的、大的、分叶状和（或）边缘清楚、不均匀强化的肿块，伴中央坏死（体积小时，则可能无中央坏死）（图4.33a、b和图4.34）。

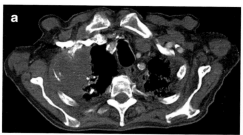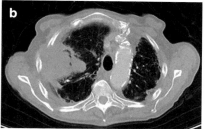

图4.33 大细胞癌，胸部对比增强CT轴位，肺尖水平。（**a**）软组织图像显示一个巨大的周围胸膜性肿块。右侧第一和第二根肋骨部分受损。（**b**）肺窗可见右肺上叶不均匀衰减肿块（实性和坏死/囊性成分）

图4.34 大细胞癌，胸部对比增强CT轴位。中央边界清楚的实性肿块，外围呈结节状强化。可观察到邻近胸膜后增厚，伴有与肿块相似的衰减，提示局部播散

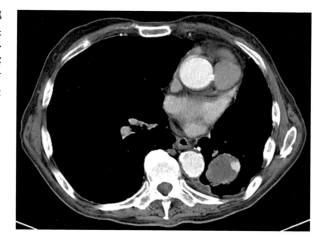

### 4.4.3 支气管镜检查

- 支气管镜检查的成像和流程与其他非小细胞癌相似。

### 4.4.4 病理学

#### 4.4.4.1 外科病理学

- 通常为巨大肿块。
- 肿瘤细胞通常呈片状或实性巢状，无腺状或鳞状分化（图4.35a、b）。

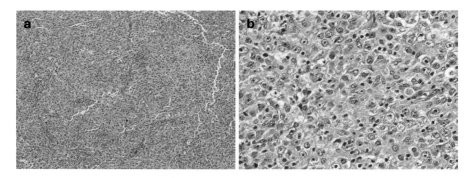

图4.35　大细胞癌，外科病理切除活检。（a）片状未分化的大细胞，无腺状或鳞状分化的证据。（b）肿瘤细胞胞浆呈嗜酸性，细胞核突出，细胞角蛋白AE1/AE3染色阳性，TTF-1、P40染色阴性

图4.36　大细胞癌，细胞病理学。改良吉姆萨染色，直接涂片。恶性细胞簇重叠和聚集，未见鳞状或腺状分化

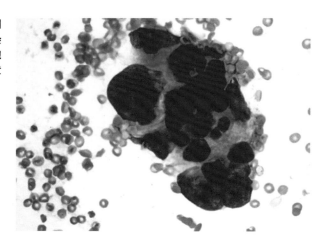

### 4.4.4.2　细胞病理学

- 病变细胞的三维聚集、重叠和聚集（图4.36）。
- 核仁肿大伴多形性。
- 缺乏清晰的鳞状或腺状分化。

### 4.4.4.3　病理鉴别诊断

- 低分化腺癌。
- 低分化鳞状细胞癌。
- 弥漫性大B细胞淋巴瘤。
- 肺转移性黑素瘤。

#### 4.4.4.4 辅助研究

- 免疫组织化学检测：
  - 腺癌染色阴性：TTF-1，Napsin-A。
  - 鳞状细胞癌染色阴性：P40，P63，CK5/6。
  - 细胞角蛋白染色阳性。

## 参考文献

[1] Brainard J, Farver C. The diagnosis of non-small cell lung cancer in the molecular era. Mod Pathol. 2019; 32(Suppl 1): 16−26.

[2] Chirieac LR, Attanoos RL. Usual lung cancers. Chapter 26. In: Zander DS, Farver CF, eds., Pulmonary Pathology, a volume in the series *Foundations in Diagnostic Pathology*, J. Goldblum, ed., Elsevier; 2018. p. 534−551.

[3] Dasgupta A, Jain P, Minai OA, et al. Utility of transbronchial needle aspiration in the diagnosis of endobronchial lesions. Chest. 1999; 115: 1237−1241.

[4] Inamura K. Update on immunohistochemistry for the diagnosis of lung cancer. Cancers (Basel). 2018; 10(3): 14.

[5] Jain D, Nambirajan A, Borczuk A, Chen G, Minami Y, Moreira AL, et al. IASLC Pathology committee. Immunocytochemistry for predictive biomarker testing in lung cancer cytology. Cancer Cytopathol. 2019; 127: 325−338.

[6] Lantuejoul S, Damotte D, Hofman V, Adam J. Programmed death ligand 1 immunohistochemistry in non-small cell lung carcinoma. J Thorac Dis. 2019; 11(Suppl 1): S89−S101.

[7] Nakajima T, Yoshino I, Yasufuku K. Early lung cancer detection. Clin Chest Med. 2018; 39: 45−54.

[8] Travis WD, Brambilla E, Burke AP, Marx A, Nicholson AG. World Health Organization classification of tumours of the lung, pleura, thymus and heart. 4th ed. Lyon: International Agency for Research on Cancer; 2015.

[9] VanderLaan PA. Updates in Lung Cancer Cytopathology. Surg Pathol Clin. 2018; 11(3): 515−522.

# 5 小细胞癌和大细胞神经内分泌癌

## 5.1 小细胞癌

### 5.1.1 临床表现

- 占所有肺癌的 10% ～ 15%。
- 大多数患者有很高的吸烟史（通常每年 > 40 包）。
- 通常表现为晚期疾病。
- 多系统转移的播散性疾病相当常见。
- 上腔静脉（superior vena cava, SVC）综合征和副肿瘤综合征的最常见原因。
- 变异类型则为合并有非小细胞成分的小细胞肺癌。

### 5.1.2 支气管镜检查

- 气道通常表现出内在和外在的压迫和一些可见的肿瘤；血管结构可能很明显（图5.1a、b）。
- 最佳诊断方法是经支气管穿刺活检；针吸活检深入病变，避免取样覆盖正常黏膜，与钳活检相比出血风险更低。
- 如果肉眼可见肿瘤，也可采用支气管内钳活检（图5.1a、b）。

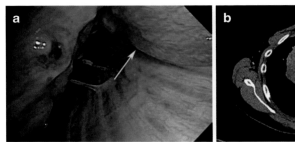
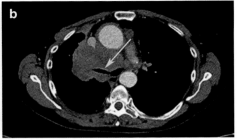

图5.1　小细胞癌（a）沿右侧主干支气管的大纵隔肿块和淋巴结肿大压迫的支气管镜图像（图像右侧）。有证据表明呼吸道有肿瘤。肿瘤可见于右侧管腔。注意突出的血管结构（箭头）。（b）相应的CT-典型纵隔肿块伴气道和右主支气管受压（箭头）

### 5.1.3　影像学

- 通常起源于主叶支气管或近叶支气管，因此，在绝大多数肺门或纵隔肿块患者中，肿瘤位于中央（图5.2a）。
- 广泛的纵隔和肺门淋巴结肿大很常见；淋巴结肿大的程度可能会掩盖潜在的原发肿瘤（图5.2b）。
- 纵隔旁肿块压迫上腔静脉（superior vena cava, SVC）可导致奇静脉逆行充盈和大量胸壁侧支循环（图5.2c-e）。

### 5.1.4　病理学

#### 5.1.4.1　外科病理学

- 形态学以具有不明显的核仁、明显的细胞核型和极少的细胞质的细胞片为特征（图5.3a、b）。
- 有丝分裂计数为20～40个/10个高倍镜（high power fields, HPF）很常见。
- 通常可见大量坏死（图5.3c、d）。
- 挤压伪影是常见的，尤其是在活检标本中（图5.3e、f）。
- 小细胞癌可能与非小细胞癌（腺癌、鳞状细胞癌、肉瘤样癌、大细胞癌）（large cell carcinoma, LCC）和大细胞神经内分泌癌（large cell neuroendocrine carcinomas, LCNC）同时出现。
    - 如果肿瘤含有任何数量的腺癌、鳞状细胞癌或肉瘤样癌，则被认为是小细胞癌与非小细胞癌的组合。

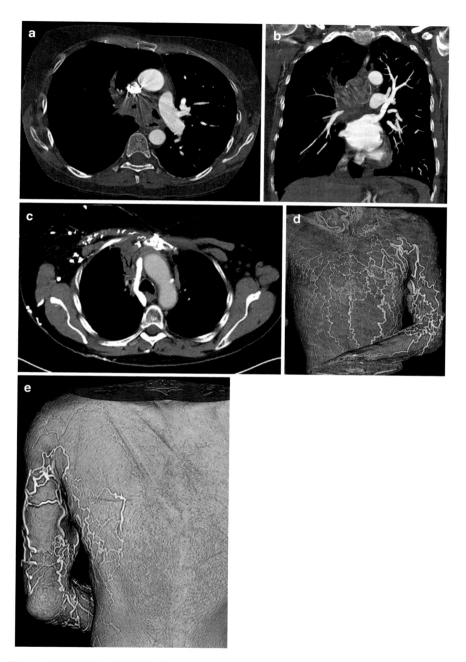

图5.2 胸部增强CT轴位（a）和冠状位（b）多平面重组显示浸润性软组织肿块累及右肺门和纵隔。原发肿瘤起源于右主支气管，并伴有广泛的融合性胸内淋巴结病。胸部增强扫描（c）主动脉弓水平的轴位图像显示右纵隔旁肿块、上腔静脉变窄、奇静脉逆行充盈、大量胸壁侧支循环。（d、e）三维体积渲染图像显示胸壁静脉侧支循环的范围

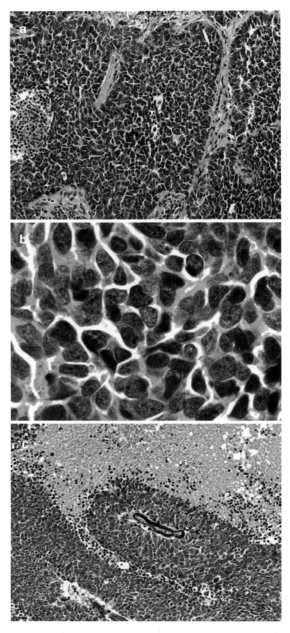

图 5.3　小细胞癌（a）肿瘤通常在实巢中生长。(b）小细胞肿瘤的特征是不明显或没有核仁的细胞核、明显的核型和极少的细胞质。(c）肿瘤可能有明显的坏死区域（切除标本）。(d）针吸活检可能会取到全是坏死的组织，需要额外的组织来确诊（坏死可能是针活检的重要部分，需要额外的组织来确诊）。(e）标本通常有明显的嗜碱性挤压伪影。(f）活检标本可能需要仔细寻找，以显示具有小细胞核的完整细胞区域，从而进行最终诊断

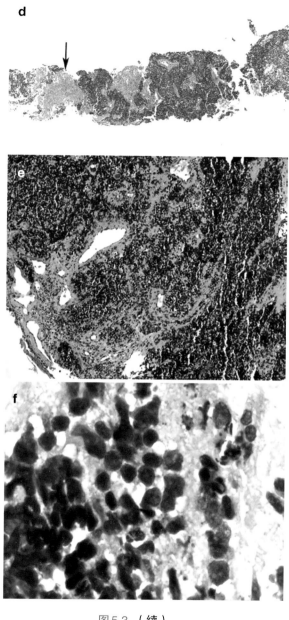

图5.3 （续）

- 如果肿瘤包含大细胞癌或大细胞神经内分泌癌，则至少10%的肿瘤必须包含这2种类型中的任何1种，才能被视为小细胞癌与LCC或LCNC的组合变异。

### 5.1.4.2　细胞病理学

- 小细胞大小：小于成熟淋巴细胞大小的3倍。
- 明显的坏死背景和核碎片。
- 制备抽吸涂片时施加的压力可能导致核流伪影，这可能有助于诊断（图5.4）。
- 风干的涂片中肿瘤细胞可能表现出更丰富的细胞质（图5.5）。
- 单个的细胞，小而松散地聚集在一起（图5.6）。
- 高核：细胞质比率；细胞质在巴氏染色玻片上可能不明显（图5.6）。
- 核成型（图5.6）。
- 细颗粒状染色质和不明显的核仁（图5.6）。

图5.4　小细胞癌，中等放大倍数，巴氏染色。在制备小细胞癌抽吸涂片时施加的压力通常会导致核流伪影，这是一个有用的诊断特征。注意背景中的单个肿瘤细胞和核破裂碎片

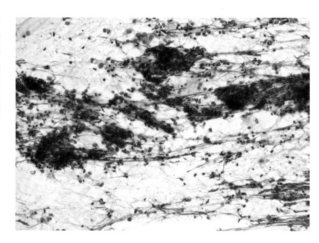

图5.5　小细胞癌，中等放大倍数，改良吉姆萨染色。在风干涂片中肿瘤细胞似乎具有更丰富的细胞质。核成型在这个例子中很突出

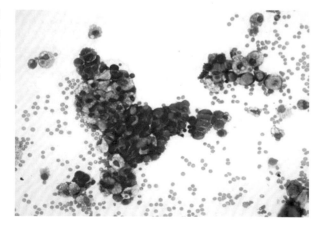

图5.6 小细胞癌，高度放大倍数，巴氏染色。高核质比的小细胞癌细胞。本例中许多细胞的细胞质不明显。染色质具有典型的点斑。核仁不明显。背景中可见凋亡小体

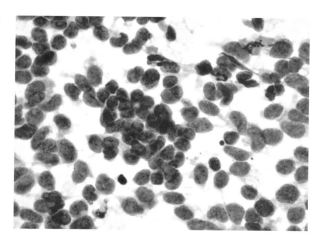

### 5.1.4.3 鉴别诊断

- 淋巴瘤
  - 白细胞共同抗原+
- 类癌肿瘤
  - 有丝分裂小于10个/10倍镜
- 非小细胞癌
  - 核仁突出，细胞质丰富
- 大细胞神经内分泌癌
  - 突出的核仁
- 转移瘤
  - 既往肿瘤的临床病史及比较

### 5.1.4.4 辅助研究

- 小细胞癌的诊断通常结合组织学和细胞学检查。
- 细胞角蛋白的免疫组化检测通常呈斑片状（图5.7）；高达20%的小细胞癌呈阴性。
- 大多数小细胞癌至少表达一种可能的神经内分泌抗体，包括突触素、嗜铬粒蛋白、CD56或CD57。
- INSM-1是一种对神经内分泌肿瘤非常特异的核抗体。
- 目前尚未对小细胞癌进行分子检测。

图5.7　细胞角蛋白的免疫组织化学检测可能有点样或呈弥漫样的染色类型

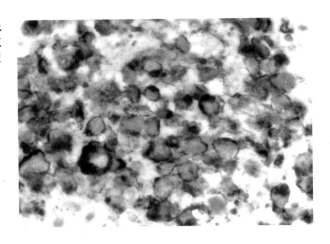

## 5.2　大细胞神经内分泌癌

### 5.2.1　临床表现

- 约占所有肺癌的3%。
- 大多数患者为男性（70%），并且有吸烟史（90%）。
- 外周型肿瘤比中央型肿瘤更常见。
- 通常表现为晚期疾病（Ⅱ～Ⅳ期）。
- 死亡率与小细胞癌相似。

### 5.2.2　支气管镜检查

- 气道通常表现出内在和外在的压迫和一些可见的肿瘤；血管结构可能很明显。
- 最佳诊断方法是经支气管穿刺活检；针活检深入病变，避免取样覆盖正常黏膜，与钳活检相比，出血的风险更低。

### 5.2.3　影像学

- 大细胞神经内分泌癌可能与其他非小细胞癌具有相似的影像学特征（图5.8）。

图5.8　胸部CT扫描显示大细胞神经内分泌癌，表现为大的毛刺状左肺肿块（箭头）

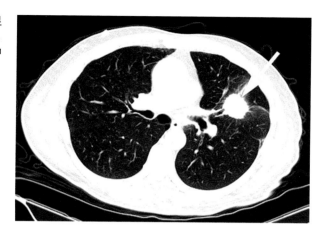

## 5.2.4　病理学

### 5.2.4.1　外科病理学

- 形态学以具有非小细胞癌特征的细胞片为主。
- 通常，该结构显示类器官样嵌套和小梁（图5.9a）。
- 可能存在分散的玫瑰花结（图5.9b）。
- 可能存在分散的玫瑰花结。
- 与小细胞癌一样，坏死可能很明显（图5.9c）。

### 5.2.4.2　细胞病理学

- 具有中等丰富的空泡状颗粒细胞质、细斑点染色质和易于识别的核仁的可变内聚性的中到大细胞（图5.10）。
- 具有"小细胞"的染色质和"非小细胞"的细胞质和核仁。
- 可能形成腺泡状、片状和栅栏状结构。
- 细胞凋亡和坏死常见。

### 5.2.4.3　鉴别诊断

- 非小细胞癌，未另作说明（not otherwise specified, NOS）。
- 基底样鳞状细胞癌。
- 结直肠癌原发灶转移，可有嗜碱性细胞核。

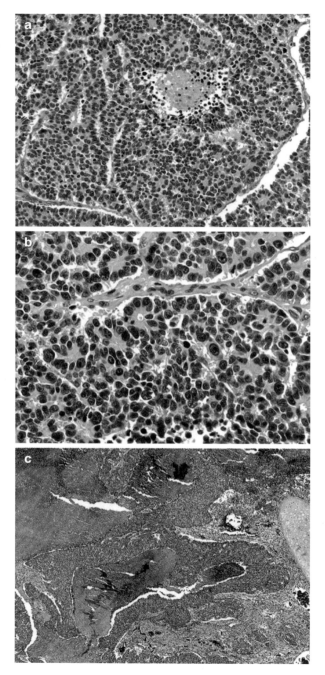

图 5.9　大细胞神经内分泌癌，（a）结构可以显示巢和（或）小梁的形成。（b）玫瑰花结很常见。（c）坏死可能很明显，类似于小细胞癌

图 5.10 大细胞神经内分泌癌的巴氏染色直接涂片，显示存在核仁的中至大细胞和非小细胞核不同程度的粘连；斑点染色质与小细胞癌相似

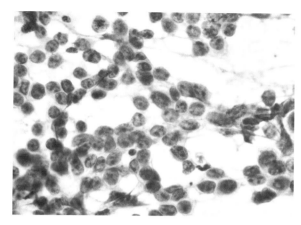

### 5.2.4.4 辅助研究

- 大细胞神经内分泌癌的诊断需要神经内分泌分化的形态学和免疫表型证据。
- 免疫组化检测中必须有其中一种神经内分泌标记物（嗜铬粒蛋白、突触素、CD56、CD57）呈阳性。
- 通过 Napsin A 阴性可与腺癌区分。
- 与小细胞癌一样，INSM-1 是一种核抗体，对包括 LCNC 在内的神经内分泌肿瘤非常特异。
- 目前还没有对大细胞神经内分泌癌进行分子检测。

## 参考文献

[1] Benson RE, Rosado-de-Christenson ML, Martínez-Jiménez S, et al. Spectrum of pulmonary neuroendocrine proliferations and neoplasms. Radiographics. 2013; 33: 1631-1649.

[2] Chong S, Lee KS. Chung MJ et al. Neuroendocrine tumors of the lung: clinical, pathologic, and imaging findings. Radiographics. 2006; 26: 41-57.

[3] Dasgupta A, Mehta AC. Transbronchial needle aspiration: an underused diagnostic technique. Chest. 1999; 115: 1237-1241.

[4] Marchevsky AM, Wick MR. Diagnostic difficulties with the diagnosis of small cell carcinomas of the lung. Semin Diagn Pathol. 2015; 23: 480-488.

[5] Renshaw AA, Voytek TM, Haja J, et al. Distinguishing small cell carcinoma from non-small cell carcinoma in bronchial brush and wash specimens. Am J Clin Pathol. 2000; 114: 197-202.

[6] Righi L, Gatti G, Volante M, et al. Lung neuroendocrine tumors: pathological characteristics. J Thorac Dis. 2017; (Suppl): S1442-1447.

[7] Rossi G, Bertero L, Marchio C, Papotti M. Molecular alterations of neuroendocrine tumours of the lung. Histopathology. 2018; 72: 142-152.

# 6 类癌和弥漫性特发性神经内分泌细胞增生

## 6.1 典型和非典型类癌

### 6.1.1 临床表现

- 最常见于中央气道（80%），其余见于外周肺部。
- 病因不明，但未发现与吸烟史有关。
- 可见于弥漫性特发性肺神经内分泌细胞增生（diffuse idiopathic pulmonary neuroendocrine cell hyperplasia, DIPNECH）。
- 通常无症状，为偶然发现，但也可能出现梗阻后症状，包括复发性肺炎。
- 类癌综合征极为罕见；副肿瘤综合征如库欣综合征、肢端肥大症等并不常见。

### 6.1.2 支气管镜检查

- 中央和周围病灶通常边缘平滑。
- 超声图像通常显示类癌平滑的圆形边缘（图6.1a）。
- 通常用典型的外周活检器械、经支气管针、细胞学刷和经支气管活检钳取样。
- 支气管内病变表面光滑，通常用简单的支气管内钳切除（图6.1b）。
- 大的病灶可用圈套烧灼术切除（图6.1c）。

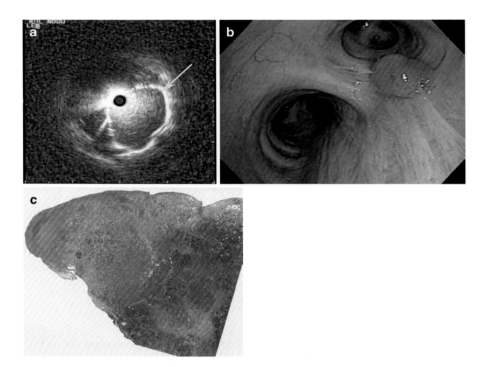

图6.1 （**a**）肺周围病变的放射状EBUS图像，注意平滑的圆形边缘（箭头）。（**b**）类癌的典型EBUS图像（箭头）。用典型的外周活检器械、经支气管针、细胞学刷和经支气管活检钳取样。这类大小的病变通常用简单的支气管内钳切除。大的病灶可用圈套烧灼术切除。病变具有典型的光滑表面。（**c**）类癌组织活检切除；表面可发生充血和溃疡

## 6.1.3　影像学

- 肺门/肺门周围肿块与支气管密切相关（图6.2a）。
- 主支气管、肺叶或节段支气管内的支气管内结节（图6.2b）。
- 支气管阻塞可导致受累肺/肺叶/节段的肺不张或复发性肺炎（图6.2c）。
- 冰山征是指支气管腔内可见肿瘤的一小部分，而大部分肿瘤位于支气管腔外的周围实质中（图6.2a）。
- 类癌边界清楚，强化小，无坏死（图6.3a、b）。
- 非典型类癌具有与典型类癌相似的影像学特征，但往往体积较大，并伴有不均匀的衰减和增强模式（图6.4和图6.5）。

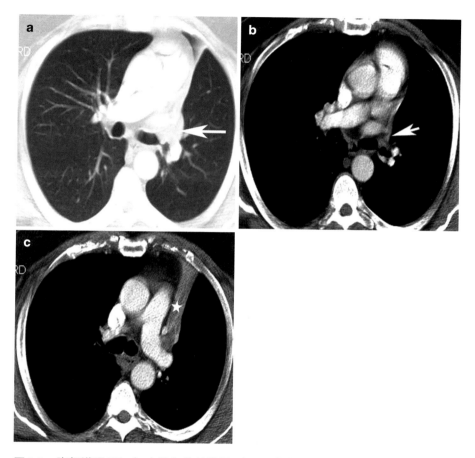

图 6.2　胸部增强 CT。（ a ）肺和连续纵隔 （ b，c ）窗口图像显示左主支气管远端和左肺上叶近端有支气管内结节（箭头），左肺上叶肺完全塌陷（星形）

## 6.1.4　病理学

### 6.1.4.1　外科病理学

- 类癌结构：实体巢（类器官）、小梁、假腺体和小梁（图 6.6a–c ）。
- 整个肿瘤都遍及明显穿行其中的毛细血管（图 6.6d ）。
- 可见硬化的间质以及钙化和骨化区域（图 6.6e ）。

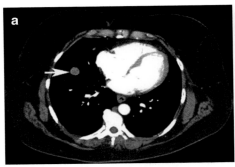
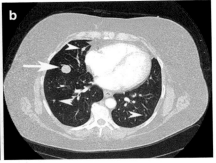

图6.3 纵隔（a）和肺（b）窗的胸部增强CT轴位图像显示右肺中叶内边界清楚的实性结节，轻度强化，与周围类癌一致（箭头）。肺窗可见双肺散在的微小瘤（箭头）

图6.4 胸部增强CT（纵隔窗）显示左肺上叶支气管内有一个强化的、边缘平滑的实性结节（箭头），经支气管镜活检证实为不典型类癌

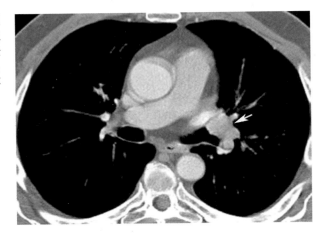

- 根据每10个高倍镜平均的有丝分裂数和坏死量，肿瘤可分为典型或非典型（表6.1）。
- 典型的类癌没有坏死，每10个高倍镜有丝分裂数＜2个。非典型类癌有坏死区域，每10个高倍镜有2～10个有丝分裂（图6.6f）。
- 10%的典型类癌和30%～40%的非典型类癌存在淋巴结转移。
- 在支气管镜活检中，由于挤压伪影，细胞可能难以看到。
- 由于组织有限，通常无法在活检标本上对典型和非典型类癌进行最终诊断，因此需要通过切除的标本进行类癌分级。

图 6.5　另一名患者的轴向肺窗图像显示，在右肺下叶（RLL）支气管附近有一个 5 cm 边界清楚的实性肿块（箭头所示），经胸部 CT 引导穿刺活检证实为非典型类癌。注意，周围肺实质受压，无侵犯 / 浸润

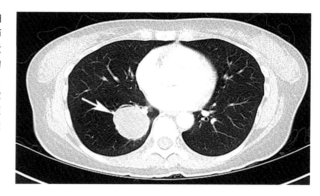

### 6.1.4.2　细胞病理学

- 肿瘤细胞呈单个或小簇状，胞质量中等，圆形中央核，胞浆粗颗粒，核仁不明显（图 6.7a、b）。
- 类癌有丰富的血管和小毛细血管（图 6.8a）。
- 肿瘤细胞可能以松散的簇状或带有核染色质斑点的单个细胞出现（图 6.8b）。
- 细胞可能呈梭形形态。
- 细胞浅色，无坏死，但可见挤压伪影（图 6.9a、b）。
- 细胞病理学诊断：
  - 小细胞癌：类癌误诊为小细胞癌的常见原因：
    低细胞数 vs. 小细胞癌非常高的细胞结构。
    不理想的固定、染色和涂片伪影 / 不理想的涂片制备可能会掩盖细胞特征。
    坏死和有丝分裂的数量是重要的鉴别特征。
    重要的是在快速现场评估（rapid onsite evaluation, ROSE）中传达不确定性，以允许额外的取样。
  - 正常良性成分。
  - 淋巴细胞（图 6.10）。
  - 储备细胞增生。
  - 其他低度恶性肿瘤（低度腺癌、涎腺肿瘤）。
  - 了解病史。
  - 寻找背景矩阵。

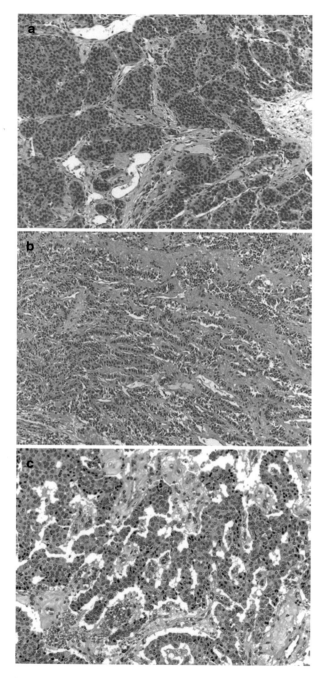

图6.6 类癌肿瘤结构：（a）实体巢（类器官）；（b）小梁；（c）假腺体型；（d）明显
的穿行毛细血管；（e）硬化基质；（f）非典型类癌高有丝分裂和坏死区域

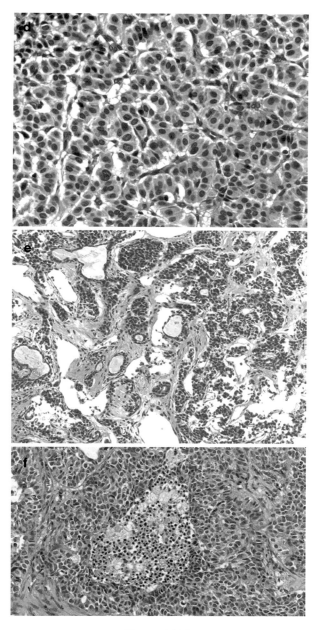

图6.6 （续）

表6.1　典型与非典型类癌的形态学特征

| 神经内分泌肿瘤 | 有丝分裂数/2 mm² | 坏　死 | 细胞异型性 | 转　移 |
|---|---|---|---|---|
| 典型类癌 | ＜2个有丝分裂数/10个高倍镜 | 罕见的凋亡细胞 | 轻度 | 区域淋巴结：10%～15%<br>远处：1%～10% |
| 非典型类癌 | 2～10个有丝分裂数/10个高倍镜 | 大量的凋亡细胞变成小的坏死聚集物 | 轻-中度 | 区域淋巴结：40%<br>远处：20% |

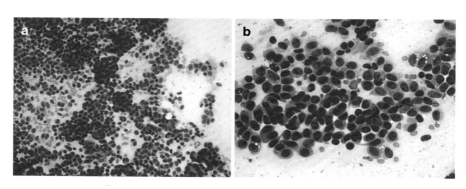

图6.7　类癌：（a）类癌，改良吉姆萨染色。类癌肿瘤的细胞涂片，肿瘤细胞群单一。在本例中，肿瘤细胞呈浆细胞样外观；（b）类癌，高倍镜，改良吉姆萨染色。肿瘤细胞中央核为圆形，胞浆量中等，核仁不明显。未发现有丝分裂和坏死

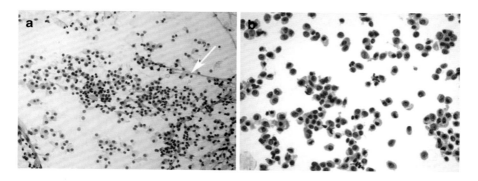

图6.8　类癌，巴氏染色：（a）在针吸（抽吸）样本中，肿瘤细胞常与小毛细血管相连（箭头）。类癌肿瘤在涂片背景中也表现为单一肿瘤细胞；（b）巴氏染色显示类癌典型的核染色质的特征性斑点

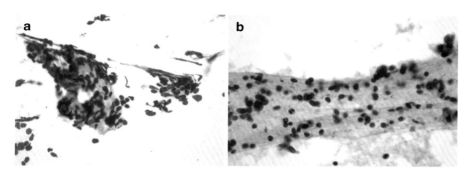

图6.9 类癌，巴氏染色：( a ) 挤压伪影；( b ) 具有完整细胞的相同肿瘤（注意涂片技术对于避免由于涂片准备不当而误诊为小细胞癌至关重要）

图6.10 类癌，巴氏染色：类似正常成熟淋巴细胞的类癌。局灶性聚集和特征性染色质模式有助于鉴别此类癌。免疫组化对疑难病例很有帮助

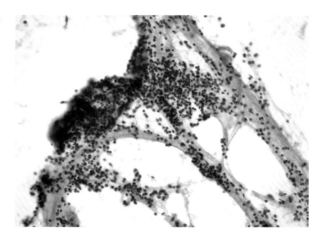

### 6.1.4.3 辅助研究

- 典型和非典型类癌细胞角蛋白阳性（＞80%）。
- 所有表达一种或多种神经内分泌抗体（嗜铬粒蛋白、突触、CD56 和 CD57）。
- 典型的类癌倾向于 TTF-1 阴性或弱阳性；非典型类癌通常对该抗体有一定的阳性反应。
- 神经内分泌分化的核标志物 INSM-1 在类癌中具有高度特异性。
- Ki-67 生物标志物在鉴别典型类癌和非典型类癌方面是有用的，但不是决定性的。

图 6.11 弥漫性特发性肺神经内分泌细胞增生：胸部CT轴位图像（肺窗）显示多个 5 mm 或以下的结节（箭头），并伴有细微的"马赛克"型肺衰减，提示空气潴留和闭塞性毛细支气管炎

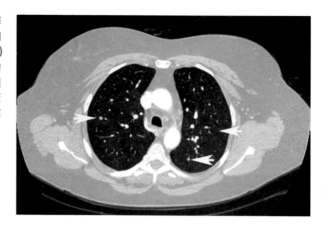

## 6.2 弥漫性特发性肺神经内分泌细胞增生

### 6.2.1 临床表现

• 多发性小结节（类癌肿瘤和神经内分泌细胞增生病灶）显著。

• 衰减和血管减少的区域与正常肺实质交替（马赛克模式）。

• 呼气高分辨螺旋CT（HRCT）上的多灶性空气潴留提示小气道病变（闭塞性细支气管炎）。

### 6.2.2 影像学

• 影像研究显示多个 < 5 mm 的结节，其"马赛克图案"区域与空气潴留一致（图 6.11）。

### 6.2.3 病理学

#### 6.2.3.1 外科病理学

• 定义为神经内分泌细胞增生和散布于整个肺的类癌肿瘤。

• 神经内分泌细胞增生是神经内分泌细胞在细支气管上皮内聚集而不侵犯整个基底膜（图 6.12a、b）。

• 类癌微小瘤是神经内分泌细胞的聚集体，起源于支气管上皮，通过基底膜侵入黏膜下层，直径 < 5 mm（图 6.13）。

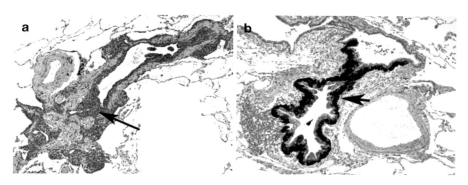

图6.12 神经内分泌细胞增生：(a)肿瘤细胞浸润气道上皮，但未侵犯基底膜（箭头）；(b)嗜铬粒蛋白抗体棕色复染可突出显示增生性神经内分泌细胞（箭头）

图6.13 类癌：神经内分泌细胞越过基膜侵入周围气道

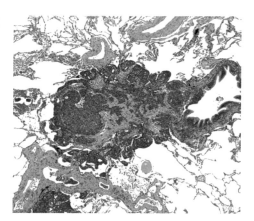

# 参考文献

[1] Caplin ME, Baudin E, Ferolla P, et al.; ENETS consensus con-ference participants. Pulmonary neuroendocrine (carcinoid) tumors: European neuroendocrine tumor. Ann Oncol. 2015; 26(8): 1604−1620.

[2] Dincer HE, Podgaetz E, Andrade RS. Pulmonary neuroendocrine tumors: part 1: Spectrum and characteristics of tumors. J Bronchol Interv Pulmonol. 2015; 3: 267−273.

[3] Rekhtman N. Neuroendocrine tumors of the lung: an update. Arch Pathol Lab Med. 2010; 134: 1628−1638.

[4] Rossi G, Bertero L, Marchio C, et al. Molecular alterations of neuroendocrine tumours of the lung. Histopathology. 2018; 72: 142−152.

[5] Rossi G, Cavazza A, Spagnolo P, et al. Diffuse idiopathic pulmonary neuroendocrine cell hyperplasia syndrome. Eur Respir J. 2016; 6: 1829−1841.

[6] Wolin EM. Advances in the diagnosis and management of well-differentiated and intermediate-differentiated neuroendocrine tumors of the lung. Chest. 2017; 151: 1141−1146.

# 7 肉瘤样癌

## 7.1 多形性、梭形细胞癌和巨细胞癌

### 7.1.1 临床表现

- 大约占所有肺癌的1%。
- 大多数发生在吸烟者身上。
- 体征和症状与其他非小细胞癌相似（见第4章）。
- 通常较大（> 5 cm），周围型肿块，可侵犯胸膜。
- 与非小细胞癌相比预后更差。

### 7.1.2 影像学

- 类似于腺癌、鳞状细胞癌和大细胞癌（见第4章）。

### 7.1.3 支气管镜检查

- 支气管镜成像类似于非小细胞癌（见第4章）。

### 7.1.4 病理学

#### 7.1.4.1 外科病理学

- 多形性癌（图7.1a–c）。
  - 恶性上皮和非上皮成分。

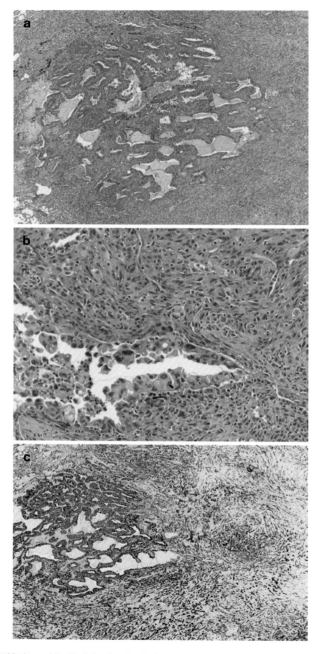

图7.1　多形性癌，叶切除术标本。（a）中间有恶性梭形细胞的腺癌。（b）腺癌周围
的恶性梭形细胞具有低至中度的细胞学异型性。（c）腺癌和周围梭形细胞中细胞角蛋
白的免疫组织化学检测均为阳性，支持诊断为多形性癌伴腺癌和恶性梭形细胞

- 上皮：腺癌、鳞状细胞癌、大细胞癌。

    大细胞癌和腺癌是最常见的。

    上皮成分不影响生存，这是阶段依赖性的。

- 非上皮细胞：巨细胞和（或）梭形细胞。

    梭形细胞没有软骨、成骨、肌源或血管分化的明确形态学证据。

    梭形细胞比巨细胞更常见。

    梭形细胞是恶性的，但通常分级较低。

- 根据定义，必须至少含有10%的上皮和非上皮成分。

- 活检标本可能提示，但通常不能确定诊断（图7.2）。

• 巨细胞癌（图7.3a、b）。

- 含有大量巨细胞成分。

图7.2 多形性癌，芯针吸活组织检查。大多数活检组织中存在低分化腺癌，只有巨细胞的局部区域（箭头）提示多形性癌，但不明确。对于切除标本保留最终诊断，其中每个成分都可以更准确地评估

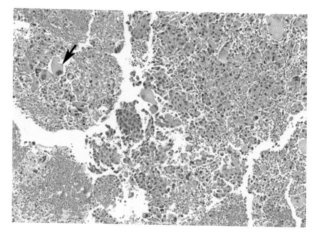

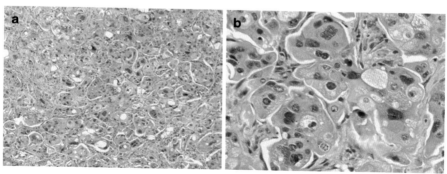

图7.3 巨细胞癌，肺叶切除标本（a）巨细胞，具有明显的细胞学多形性、丰富的局灶性空泡细胞质和嗜酸性球区（b）单细胞在不规则和多叶状细胞内含有大而多的细胞核

图7.4 梭形细胞癌，叶切除术标本。恶性梭形细胞伴散在淋巴细胞

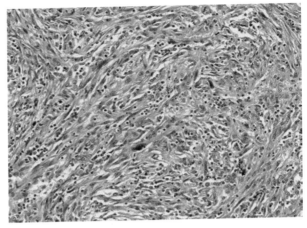

图7.5 梭形细胞癌，细胞病理学直接涂片（改良的吉姆萨）。可变内聚的细长恶性细胞群，通常具有双极性锥形细胞质延伸，与圆形/上皮样肿瘤细胞相关

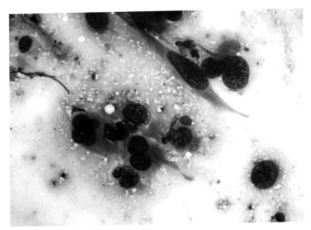

- 梭形细胞癌（图7.4）。
  - 含有绝大多数梭形细胞成分，极少（如果有）上皮成分。

#### 7.1.4.2 细胞病理学

- 可变内聚性的细长恶性细胞群，通常具有双极性的锥形细胞质延伸（图7.5）。
- 与圆形/上皮样肿瘤细胞相关。

#### 7.1.4.3 病理学鉴别诊断

- 活检诊断可能仅显示癌或肉瘤。

- 肉瘤样癌的确诊需要切除标本。
- 巨细胞癌：可考虑绒毛膜癌。

#### 7.1.4.4 辅助研究

- 可进行免疫组织化学检测，以突出上皮和非上皮成分。
  - 细胞角蛋白抗体（图 7.1）。
    - 上皮成分总是阳性的。
    - 梭形细胞成分可以是阳性的，但不要求是阳性的。
    - 可能有助于在促结缔组织增生反应中区分成纤维细胞。
  - 癌细胞可与非小癌细胞抗体相鉴别（见第 4 章）。
- 应送去进行分子研究，以评估针对性治疗和 PD-L1 表达。
  - EGFR 突变：报道相对较低。
  - 突变：频繁；目前还没有针对这些疾病的成功疗法。

## 7.2 癌肉瘤

- 高度恶性肿瘤，癌、肉瘤混合。
- 常见于老年男性吸烟者。
- 常见于肺外围。

### 7.2.1 影像学

- 通常为大的中央坏死肿块，侵犯局部结构（胸膜、胸壁、横膈膜、纵隔等）（图 7.6a–c）。
- 壁/实体成分的异质对比度增强。
- PET 上对脱氧葡萄糖具有强烈亲和性。

### 7.2.2 支气管镜检查

- 支气管镜下成像类似于非小细胞癌（见第 4 章）。

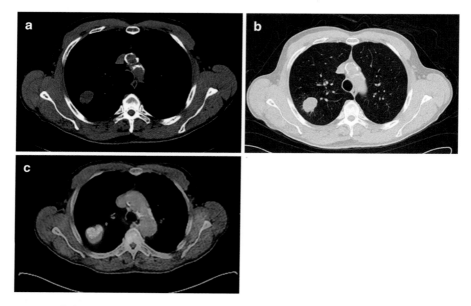

图7.6　癌肉瘤，胸部CT平扫图像。老年男性吸烟者，周围型右肺上叶后段大肿块。（a）纵隔窗显示主要为实性肿块，中心低衰减。（b）肺窗突出轻度毛刺边缘。（c）融合PET-CT，肿块内有强烈的脱氧葡萄糖亲和性

图7.7　癌肉瘤。叶切除术标本。肿瘤伴腺癌（上）和骨肉瘤成分（下）

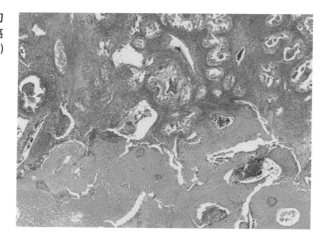

## 7.2.3　病理学

### 7.2.3.1　外科病理学

- 合并癌和肉瘤成分（图7.7）。
  - 鳞状细胞癌是最常见的癌种。

图7.8 癌肉瘤，细胞病理直接涂片（巴氏涂片）。明显的细胞恶性黏结细胞群，混合梭形细胞和上皮样细胞。有些上皮样细胞体积巨大，有明显的不等核现象

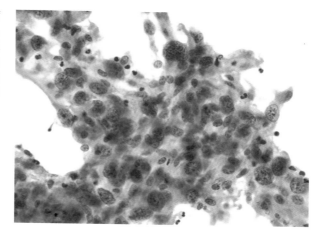

- 癌肉瘤，细胞病理直接涂片（巴氏涂片）。明显的细胞恶性黏结细胞群，混合梭形细胞和上皮样细胞。有些上皮样细胞体积巨大，有明显的不等核现象。
- 瘤成分的发生率由高到低依次为横纹肌肉瘤、骨肉瘤和软骨肉瘤。
- 骨肉瘤和软骨肉瘤可能显示钙化/骨化成分。

### 7.2.3.2 细胞病理学

- 明显的细胞恶性黏结细胞群，混合梭形细胞和上皮样细胞（图7.8）。
- 上皮成分与非小细胞癌具有相同的标准（见第4章）。

### 7.2.3.3 病理学鉴别诊断

- 活检诊断可能仅显示为癌或肉瘤。
- 为了明确诊断癌肉瘤，可能需要切除标本。

### 7.2.3.4 辅助研究

- 癌细胞可通过非小细胞抗体分化（见第4章）。
- 肉瘤成分可以用肉瘤抗体来区分（见第8章）。
- 应送去进行分子研究，以评估靶向治疗和PD-L1表达。
- kRAS突变率高。
- PD-L1表达可能较高。

# 参考文献

[1] Borczuk AC. Uncommon types of lung carcinoma with mixed histology: Sarcomatoid carcinoma, Adenosquamous carcinoma, and Mucoepidermoid carcinoma. Arch Pathol Lab Med. 2018; 142: 914−921.

[2] Koss MN, Hochholzer L, Frommelt RA. Carcinosarcomas of the lung: a Clinicopathologic study of 66 patients. Am J Surg Pathol. 1999; 23: 1514−1526.

[3] Kuan K, Khader SN, El Hussein S. Cytologic evaluation of pleomorphic carcinoma of the lung. Diagn Cytopathol. 2019 Sep; 47(9): 961−962.

[4] Pelosi G, Sonzogni A, De Pas T, et al. Pulmonary Sarcomatoid carcinomas: a practical overview. Int J Surg Pathol. 2010; 18: 103−120.

[5] Terra S, Jang JS, Bi L, et al. Molecular characterization of pulmonary Sarcomatoid carcinoma: analysis of 33 cases. Mod Pathol. 2016; 29: 824−831.

[6] Travis WD. Sarcomatoid neoplasms of the lung and pleura. Arch Pathol Lab Med. 2010; 134: 1645−1658.

# 8 肺间充质瘤

## 8.1 上皮样血管内皮瘤

### 8.1.1 临床表现

- 罕见肿瘤，多见于年轻人。
  - 女性居多。
- 可能涉及肺、肝和骨骼。
  - 12%的患者仅累积肺。
- 超过一半的患者出现症状。
  - 疼痛、咳嗽、呼吸困难、咯血。
- 多数表现为多发结节。
  - 单个结节不常见。

### 8.1.2 影像学

- 最常见的表现：
  - 双侧血管周围多发性肺结节（图8.1a、b）。
  - 可见钙化或间隔增厚。
- 纵隔或肺门肿块伴淋巴结肿大（罕见表现）（图8.2a、b）。

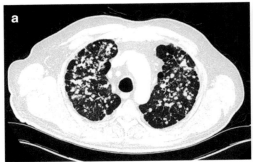
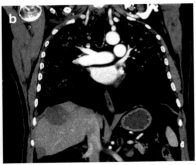

图8.1　上皮样血管内皮瘤。肺窗和纵隔窗的轴位（a）和冠状位（b）重建胸部CT图像分别显示无数的双侧血管周围肺结节和多个肝脏低密度病变（Reproduced with permission of the © ERS 2020. European Respiratory Review 2020, In Press; https://doi. org/10.1183/16000617.0149–2029. ）

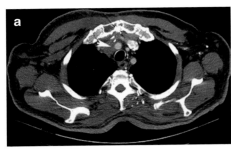
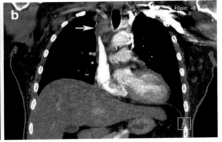

图8.2　上皮样血管内皮瘤。一位56岁男性的轴位（a）和冠状位（b）胸部增强CT图像显示，右上角气管旁软组织肿块边界不清，包绕上腔静脉（a-箭头），邻接无名动脉壁周长的一半（b-箭头）

### 8.1.3　病理学

#### 8.1.3.1　外科病理学

- 边界清楚的结节，可能有软骨样外观（图8.3a–e）。
  - 肿瘤细胞浸润大量透明样基质。
- 细胞具有浅色的上皮样外观，通常存在于巢或条索中。
- 胞浆内空泡或管腔是特征性的。
  - 细胞类似于印戒细胞。
  - 管腔内偶尔可见红细胞。
- 可表现为原发性胸膜肿瘤（图8.4a、b）。

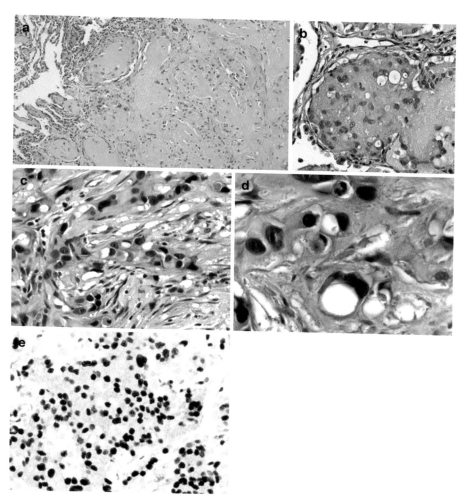

图8.3 上皮样血管内皮瘤，楔形切除术。(a)浸润肺泡间隙的透明基质内的上皮样细胞。(b)液样基质内呈巢状排列的肿瘤细胞。(c)肿瘤细胞以索状侵入基质。(d)胞浆空泡是该肿瘤的特征。(e)CAMTA 1的免疫组化检测对该肿瘤具有诊断价值

- 经胸活检可作出诊断，尤其是当它以原发性胸膜病变出现时（图8.4）。

## 8.1.3.2 细胞病理学

- 可变纺锤形（树突状）至松散簇状的上皮样大肿瘤细胞（图8.5a）。

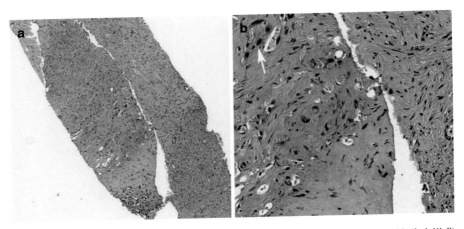

图8.4　上皮样血管内皮瘤，胸膜，经胸穿刺活检。(a)存在于纤维增生性黏液样背景下针吸活检中的肿瘤。(b)可见细胞质管腔和腺体形成(箭头)

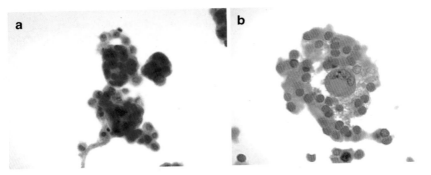

图8.5　上皮样血管内皮瘤。(a)细胞病理学，ThinPrep(巴氏染色)。松散的上皮样大细胞簇　(b)细胞团块(苏木精和伊红)。细胞可以有胞浆空泡；有些含有红细胞，称为"水泡"细胞

- 可见深染、中度多形性的大核仁。
- 具有胞浆内腔的"泡状"细胞，其特征是有时含有红细胞(图8.5b)。

### 8.1.3.3　病理学鉴别诊断

- 上皮样非小细胞癌(NSCLC)，如腺癌
  - NSCLC是细胞角蛋白+。

- 硬化型肺细胞瘤
  - 良性肿瘤。
  - 两个细胞群。
    表达上皮膜抗原（epithelial membrane antigen, EMA）或细胞角蛋白。
- 血管肉瘤
  - 显著的细胞学异型性和细胞性。
  - 有丝分裂率增加。

### 8.1.3.4　辅助研究

- 免疫组化检测＋：CD31，ERG。
  - CAMTA 1：在90%的病例中对EHE+有特异性（图8.3e）。
    确认产生 *WWTRL/CAMTA1* 融合基因的易位。

## 8.2　血管肉瘤

### 8.2.1　临床表现

- 罕见的原发性肺肿瘤。
- 肺转移主要来自：
  - 心血管源
  - 乳腺
- 胸膜是常见的原发部位。
- 聚氯乙烯与风险增加有关。
- 预后不良。

### 8.2.2　影像学

- 最常见的表现（图8.6a–e）：
  - 多发性肺结节或肿块伴肺泡出血
  - 胸腔积液与播散性疾病

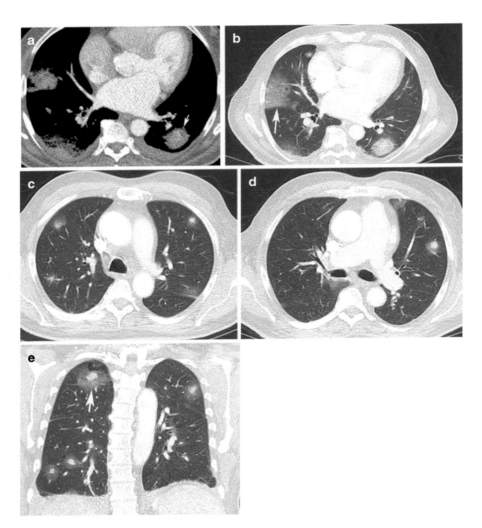

图 8.6　血管肉瘤，胸部 CT 增强扫描，纵隔窗（a）和肺窗（b、c、d）图像，一名 74 岁男性的冠状位重组图像（e）显示双侧肺多发结节和大小不等的肿块随机分布在两肺（类似于其他转移性疾病）。大多数结节在纵隔窗上表现为细微的中央血管强化（a-箭头），中央强化实性成分（e-箭头）周围有明显的毛玻璃光晕，感觉代表病灶周围出血。注意，右肺中叶中的磨玻璃影（b-箭头），提示肺泡出血和双侧小胸腔积液（Reproduced with permis-sion of the © ERS 2020. European Respiratory Review 2020, In Press; https://doi. org/10.1183/16000617.0149–2029.）

### 8.2.3 病理学

#### 8.2.3.1 外科病理学

- 肺原发性肿瘤以上皮样形态为主（图8.7a、b）。
  - 大泡状核
  - 明显的嗜酸性细胞质
  - 胞浆内空泡

    与上皮样血管内皮瘤不同，只是局部明显。

#### 8.2.3.2 细胞病理学

- 梭形到多边形的病变细胞，具有不同程度的核多形性（图8.8）。

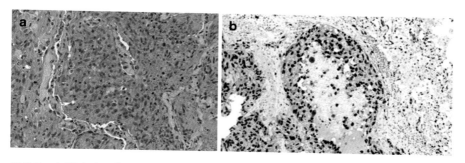

图8.7　血管肉瘤，楔形切除术。（a）肺出血背景内的多形性上皮样细胞。细胞质空泡不明显，但可以看到（箭头）。（b）ERG标记肿瘤细胞核的免疫组织化学研究

图8.8　血管肉瘤，细胞病理学，直接涂片（改良吉姆萨染色）。具有可变核多形性的梭形到多角形细胞

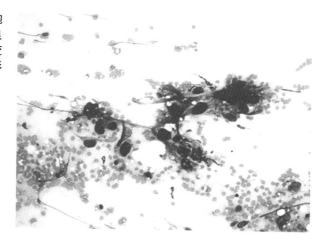

- 常见变质血液、含铁血黄素色素和坏死。
- 可能存在核内细胞质内含物。

### 8.2.3.3 病理学鉴别诊断

- 非小细胞肺癌
  - 血管免疫组化检测阴性：ERG、CD31、CD34。

### 8.2.3.4 辅助研究

- 血管性免疫组化检测为＋：ERG、CD–31、CD–34（图8.7b）。
- 细胞角蛋白局部呈阳性。

## 8.3 卡波西肉瘤

### 8.3.1 临床表现

- 最常见：艾滋病相关形式。
  –CD4 ＜ 200 个细胞/$mm^3$定义为AIDS疾病。
- 推定人类疱疹病毒8型（HHV-8）以及HIV病毒为致病因素。
- 可见于移植后免疫抑制患者。
- 约45%的皮肤病变患者有其他器官受累。

### 8.3.2 影像学

- 胸部X线片上的网状结节影（图8.9）。
- 多发、双侧、对称、边界不清的支气管血管周围肺结节（图8.10a、b）。
- 高分辨螺旋CT（HRCT）上以肺门周围和下区为主的"火焰状"阴影。
- 可能伴有磨玻璃样阴影、斑片状实变和小叶间隔增厚。
- 常常与胸腔积液和胸淋巴结肿大有关。

图 8.9 卡波西肉瘤，胸部 X 线正位片显示弥漫性双侧、对称性、肺门周围网状和小结节影，以中下区为主。注意双侧肺门淋巴结肿大

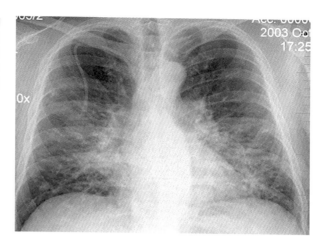

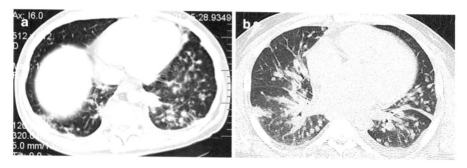

图 8.10 卡波西肉瘤，胸部 CT（肺窗）。（a）双肺特征性界限不清的支气管血管周围小结节，以低区为主。斑片状支气管周围实变和小叶间隔增厚。（b）少量胸腔积液。（Reproduced with permission of the © ERS 2020. European Respiratory Review 2020, In Press; https://doi.org/10.1183/16000617.0149–2029.）

### 8.3.3 支气管镜检查

- 支气管内卡波西肉瘤有多种表现（图 8.11）。
  - 经典表现有一些炎症和坏死特征。
  - 可能具有与其他皮肤黏膜特征相似的明显血管外观的组成部分。
- 支气管内膜活检可以给出诊断，但有许多人对血管类病变进行活检心存疑虑。
  - 谨慎的做法是掌握与坏死病变相关的出血或狭窄风险管理技术。

图8.11　卡波西肉瘤，支气管镜图像。具有炎症（尖头）和血管（箭头）特征的支气管内病变

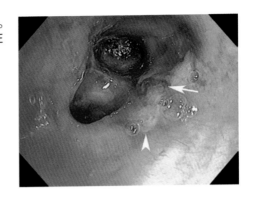

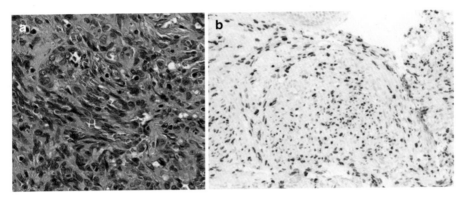

图8.12　卡波西肉瘤，楔形切除术。（a）血管间隙内有红细胞的恶性梭形细胞（"箱车型"）。（b）梭形细胞中HHV-8的免疫组化检测呈阳性

## 8.3.4　病理学

### 8.3.4.1　外科病理学

- 具有梭形内皮细胞的狭缝状血管腔（图8.12a、b）。
- 中度异型性。
- 出血、含铁血黄素和浆细胞的主要组织学线索。

### 8.3.4.2　病理学鉴别诊断

- 血管肉瘤
  - 更多的细胞异型性和高有丝分裂率罕见。
  - 卡波西肉瘤是HHV-8阳性。

### 8.3.4.3　辅助研究

- HHV-8+（图8.12b）。

## 8.4　肺动脉内膜肉瘤

### 8.4.1　临床表现

- 呼吸困难、咳嗽和咯血。
    - 症状可能与慢性血栓栓塞疾病相似。
- 预后不良。
- 起源于近端肺弹性动脉内膜。

### 8.4.2　影像学

- 表现为主肺动脉或中央肺动脉（pulmonary arteries，PA）内的充盈缺损，常被误认为血栓和肺栓塞（图8.13a、b）。
- 沿肺动脉壁生长的低密度肿块。
- 可能会逐渐填满血管腔，扩张血管，并延伸至相邻纵隔（与温和血栓不同）（图8.14a–c）。
- 与温和血栓不同，显示血管对比增强。

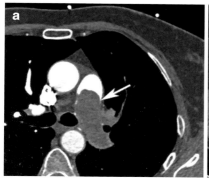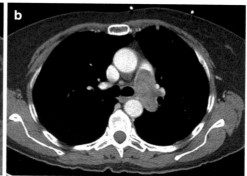

图8.13　肺动脉内膜肉瘤，胸部增强CT。（a）左肺动脉显示低密度肿块，填充管腔，扩张血管，并延伸至叶动脉（箭头）。延迟图像（b）显示肿块内类似骨骼肌的对比度增强

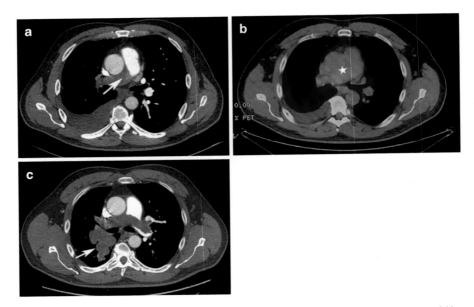

图8.14 肺动脉内膜肉瘤，胸部增强CT。（a）PET-CT右肺动脉显示低密度肿块，填充管腔并扩张血管（箭头）。PET-CT（b）显示肿块（星标）中的氟脱氧葡萄糖聚集。6个月后获得的胸部增强CT扫描（c）显示肿块明显增大，现在扩展到左肺动脉并浸润到右肺（箭头）

- 在MRI上成像更好。
- 在增强CT扫描中可能难以识别，除非是拍摄延迟相位图像。
- PET-CT可见高浓度的FDC摄取［与浅色（温和）的血栓不同］（图8.14b）。

### 8.4.3　病理学

#### 8.4.3.1　外科病理学

- 组织病理学是多变的。
  - 具有黏液样特征的低度恶性肉瘤（图8.15a、b）。
  - 未分化肉瘤（图8.16a、b）。
  - 10%～15%含有异质性成分。
    最常见的：软骨肉瘤，骨肉瘤。
    更不寻常的：横纹肌肉瘤，平滑肌肉瘤，未分化，具有圆形细胞特征。
- 分化区域的免疫组织化学。

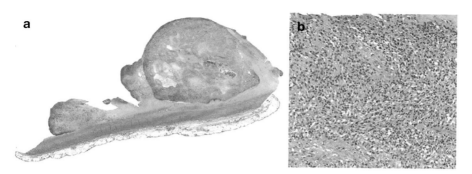

图8.15　肺动脉内膜肉瘤。外科切除术。（a）起源于近端肺动脉内膜的肉瘤。（b）低度浅色的梭形上皮细胞，具有黏液样特征

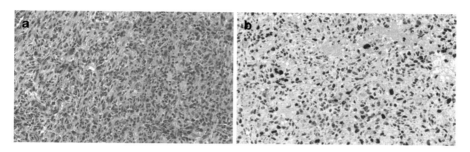

图8.16　肺动脉内膜肉瘤。切除活检。（a）未分化肉瘤，具有明显的细胞学非典型性。（b）MDM2的免疫组织化学检测可染色肿瘤细胞核并具有诊断价值

  －　MDM2是诊断性抗体（图8.16b）。
- 未分化肿瘤可能仅表达波形蛋白和肌动蛋白。

### 8.4.3.2　细胞病理学

- 从细长到圆形不等的细胞学上恶性肿瘤细胞的松散结合到不结合的群体（图8.17）。
- 色素沉着，中度至显著的核多形性。

### 8.4.3.3　病理学鉴别诊断

- 近端血管血管肉瘤。
  －　血管免疫组化阳性：ERG，CD31，CD34。
  －　免疫组化阴性：MDM2。
- 肺动脉内慢性组织性血栓栓塞。

图8.17　肺动脉内膜肉瘤。细胞病理学（改良吉姆萨，直接涂片，刮片制备）。具有上皮样至梭形形态的黏性不良恶性细胞

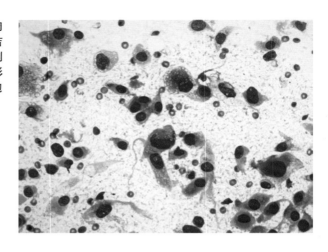

#### 8.4.3.4　辅助研究

- 诊断性免疫组化检测：MDM2+。
  - 提示MDM2强化。
- 血管免疫组化检测为阴性。

## 8.5　炎性肌纤维母细胞瘤

### 8.5.1　临床表现

- 发生在成年人和儿童中。
  - 成年人的平均年龄为44岁。
- 大多数患者无症状。

### 8.5.2　影像学

- 通常表现为光滑的周围结节，CT上无特异性影像学特征（图8.18a、b）。
  - 很少发生在支气管内。
- PET+。
- 儿童最常见的原发性肺肿块。
- 边缘可能光滑（儿童）或有毛刺（成年人）。

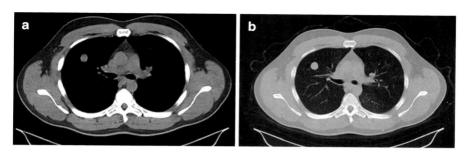

图8.18  炎性肌纤维母细胞瘤，胸部CT平扫纵隔窗（**a**）和肺窗（**b**）显示右肺上叶中边界良好的孤立性肺结节

### 8.5.3  病理学

#### 8.5.3.1  外科病理学

- 炎性肌纤维母细胞梭形细胞伴慢性炎性浸润（图8.19）。
- 梭形细胞的核异型性较轻。
- 梭形细胞通常排列成有序的束。
  - 可以有黏液样特征（图8.20）。
- 慢性炎症浸润通常包括：
  - 浆细胞
  - 淋巴细胞
  - 泡沫组织细胞
  - 巨细胞（不寻常）
- 可通过活检进行诊断（经支气管和纤芯）（图8.21a、b）。

#### 8.5.3.2  病理学鉴别诊断

- 机化性肺炎
- 转移性低度恶性肉瘤

#### 8.5.3.3  辅助研究

- 2p23处 *Alk* 基因的克隆重排。
- 梭形细胞成分ALK阳性：ALK-1或D5F3抗体克隆（图8.21b）。

图8.19 炎性肌纤维母
细胞瘤，楔形切除术。
低度梭形细胞伴慢性炎
症浸润

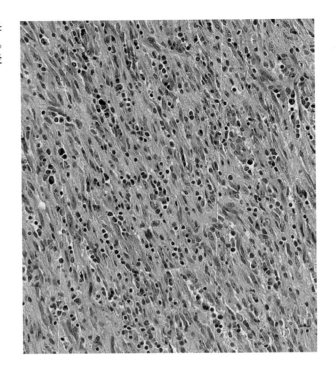

图8.20 炎性肌纤维母
细胞瘤，楔形切除术。
肿瘤病灶可见梭形细胞
黏液样改变

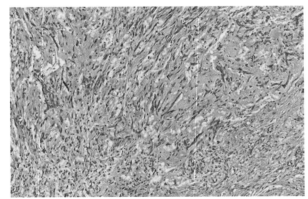

## 8.6  淋巴管平滑肌瘤病

### 8.6.1  临床表现

- 起源于血管周围上皮样细胞（perivascular epithelioid cells, PEC）。
- 现在被认为是PEC肿瘤。
- 几乎只影响女性。

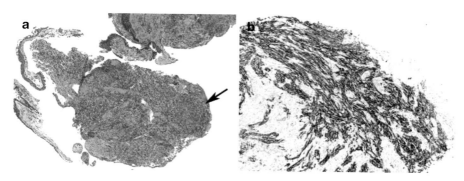

图 8.21　炎性肌纤维母细胞瘤，支气管内活检。（a）近端气道上皮下区的梭形细胞（箭头）。（b）ALK（D5F3克隆）的免疫组化检测使梭形细胞显著染色，证实诊断

- − 最常见于育龄妇女。
- − 绝经后妇女的进展速度可能慢得多。
- 可能出现复发性气胸和乳糜胸。
- 劳累性呼吸困难和气胸是常见的症状。
- 能与结节性硬化症有关。
  - − 微结节 II 型肺细胞增生可伴随于此。
  - − 男性结节性硬化症的罕见病例已有报道。
  - − 常见结节性硬化症基因 TSC2 突变。
  - − 60%的患者血清 VEGF−（血管内皮生长因子）−D 水平升高。
  - − 死亡率为 10%～20%。
  - − 西罗莫司减少肺功能下降。
  - − 移植是有疗效的。
    移植肺复发率罕见。

## 8.6.2　影像学

- 无数、均匀、薄壁的肺囊肿分布于双肺，无明显的带状优势（图 8.22）。
- 在胸部影像学检查中可以看到乳糜性胸腔积液。

## 8.6.3　病理学

### 8.6.3.1　外科病理学

- 薄壁囊肿，有饱满的梭形肌样细胞，胞浆嗜酸性（图 8.23a–c）。

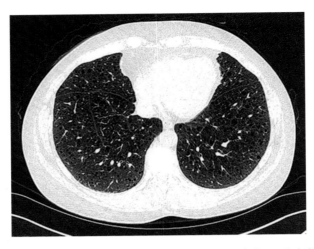

图8.22　淋巴管平滑肌瘤病，胸部CT轴位扫描（肺窗图像）。一名年轻女性非吸烟者的双肺有无数相当均匀的小薄壁肺囊肿

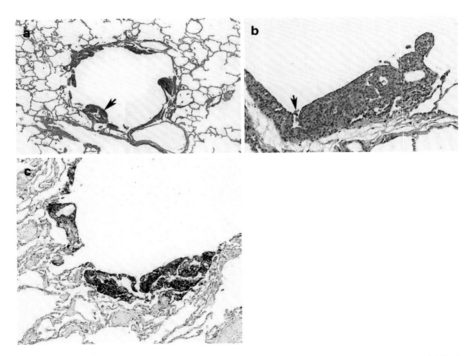

图8.23　淋巴管平滑肌瘤病，外植体肺切除术。（a）肺囊肿由梭形肌样细胞排列（箭头）。（b）梭形细胞饱满，浸润囊壁。含铁血黄素的巨噬细胞通常可在LAM病灶附近发现（箭头）。（c）HMB-45的免疫组织化学检测突出LAM细胞

- 邻近血管（通常为静脉）的浸润可能导致出血和（或）充血。
  - 存在含铁血黄素的巨噬细胞。

## 8.6.3.2　病理学鉴别诊断

- 肺部原发性囊性病变，包括：
  - 伯特-霍格-杜布综合征。
  - 淀粉样蛋白。
  - 朗格汉斯细胞组织细胞增生症。
- 囊性转移性肿瘤包括：
  - 良性转移性平滑肌瘤（benign metastasizing leiomyoma, BML）。
  - 转移性子宫内膜肉瘤（间质和平滑肌肉瘤）。
- 弥漫性异位肿瘤。
  - 肺部可发生孤立性PEC肿瘤。
    良性局部肿块，细胞质透明。
    这种漫反射变体可能与LAM具有重叠特征。

## 8.6.3.3　辅助研究

- 免疫组化检测阳性：HMB-45、组织蛋白酶K、Melan A、小眼症转录因子、平滑肌肌动蛋白、β-连环蛋白和S-100（图8.23）。
- 雌激素和孕激素受体（ER/PR）可能呈阳性。

# 参考文献

[1]　Fukuda W, Morohashi S, Fukuda I. Intimal sarcoma of the pulmonary artery-diagnostic challenge. Acta Cardiol. 2011; 66(4): 539–541.

[2]　Geller RL, Hookim K, Sullivan HC, et al. Cytologic features of angiosarcoma: A review of 26 cases diagnosed on FNA. Cancer Cytopathol. 2016; 124(9): 659–668.

[3]　Harbhajanka A, Dahoud W, Michael CW, et al. Cytohistological correlation, immunohistochemistry and Murine Double Minute Clone 2 amplification of pulmonary artery intimal sarcoma: A case report with review of literature. Diagn Cytopathol. 2019; 47(5): 494–497.

[4]　Johnson SR, Taveira-DaSilva AM, Moss J. Lymphangioleiomyomatosis. Clin Clin Chest Med. 2016; 37(3): 389–403.

[5]　Khatri A, Agrawal A, Sikachi RR, et al. Inflammatory myofibroblastic tumor of the lung. Adv Respir Med. 2018; 86(1): 27–35.

[6]　Kim EY, Kim TS, Han J, et al. Thoracic epithelioid hemangioendothelioma: imaging

and pathologic features. Act Radiol. 2011; 52(2): 161−166.

[7]  Rosenberg A, Agulnik M. Epithelioid Hemangioendothelioma: Update on Diagnosis and Treatment. Curr Treat Options Oncol. 2018; 19(4): 19.

[8]  Valentin, RG, Drew PA, Benninger LA, et al. Endobronchial Kaposi Sarcoma. J Bronchol Intervent Pulmonol. 2019; 26(1); 62−65.

[9]  Weissferdt A, Moran CA. Primary vascular tumors of the lungs: a review. Ann Diagn Pathol. 2010; 14(4): 296−308.

# 9 淋巴组织增生性疾病

## 9.1 黏膜相关淋巴组织结外边缘区淋巴瘤（MALT 淋巴瘤）

### 9.1.1 临床表现

- 最常见的肺淋巴瘤。
- 一般表现为肿块。
- 临床症状：咳嗽、呼吸困难、咯血。
- 约20%的患者有相关自身免疫性疾病。
- 约30%的患者存在单克隆丙种球蛋白病。

### 9.1.2 支气管镜检查

- 所有肺淋巴瘤的特征：
  - 支气管镜检查对淋巴瘤的诊断具有挑战性。
  - 在大多数情况下，气道的外源性压迫和隆凸的显著张开是淋巴瘤的唯一支气管内表现（图9.1）。
    非特异性，见于其他疾病。
  - 淋巴瘤的支气管内表现是罕见的。
    黏膜下浸润和结节状病变常伴某些外源性疾病的成分（图9.2）。
    如果存在，支气管内活检可以提供足够的组织来确定结构，并发现霍奇金病中难以捉摸的H/RS细胞。

图9.1　淋巴瘤，支气管
镜图像。气管外压迫伴隆
突明显张开可能是淋巴瘤
的支气管内表现。它也被
认为是一个非特异性的
发现

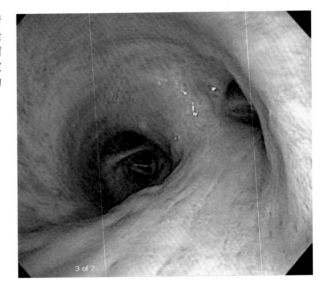

图9.2　MALT淋巴瘤，支
气管镜图像。淋巴瘤黏膜
下浸润伴结节性病变和坏
死。外源性疾病的成分见
于外呼吸道

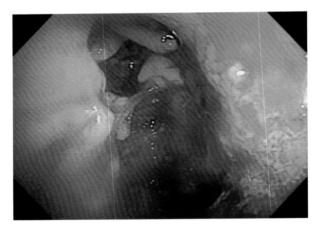

- 胸腔纵隔淋巴结肿大更为常见。

　　由于微创针吸活检或细胞学标本的性质，使用EBUS-TBNA通常
　　缺乏足够的组织来进行明确的诊断。

- 在晚期病例或治疗过程中，气道可能会坏死并导致纵隔瘘。

• 结外边缘区淋巴瘤是支气管内最常见的淋巴瘤。

### 9.1.3 影像学

- 结节或肿块与实变（图9.3a、b）。
- 多发（＞70%），常为双侧。
- 支气管周围或伴有支气管扩张的相关空气支气管造影（图9.3）。
- 淋巴管扩散到周围的实质（图9.4a、b）。
- 肺门和纵隔淋巴结肿大（30%）。
- 胸膜反应取决于位置（图9.4）。

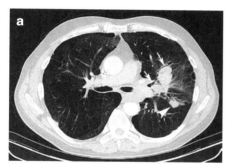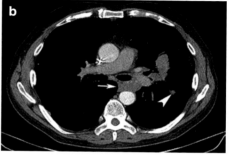

图9.3 MALT 淋巴瘤，胸部CT平扫。（a）肺窗可见左肺上叶肺门周围肿块样实变，伴支气管充气图（箭头），局部淋巴管播散和周围结节（尖头）。（b）纵隔窗显示肺门淋巴结肿大（箭头），先前见于肺窗的小结节也可见（尖头）（Reproduced with permission of the © ERS 2020. European Respiratory Review 2020, In Press; https://doi.org/10.1183/16000617.0149–2029.）

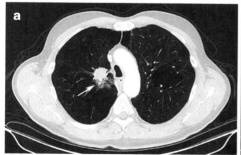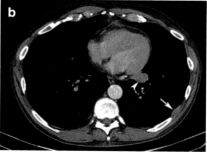

图9.4 MALT淋巴瘤，胸部CT平扫。（a）肺窗示右肺上叶内侧实性结节，边缘不规则，磨玻璃影（箭头）周围提示淋巴管扩散。（b）纵隔窗示沿胸壁的局灶性结节性增厚（箭头）和毗邻心包的结节性软组织（尖头）

### 9.1.4　病理学

#### 9.1.4.1　外科病理学

- 以小淋巴细胞、浆细胞样淋巴细胞、中心细胞样B细胞和单核细胞样B细胞浸润的结节为特征（图9.5a-c）。
  - 浸润通常沿淋巴管分布。
  - 可见分散的转化细胞。
- 通常存在反应性滤泡，并可被肿瘤细胞累及，CD21染色的滤泡树突状细胞突出显示（图9.5）。
- 恶性淋巴细胞侵入胸膜、血管和细支气管（图9.6和图9.7a、b）。
  - 淋巴上皮病变：淋巴瘤侵袭细支气管上皮。
  - 浸润性淋巴细胞与良性反应性浸润区分开来。
- 可以看到硬化和淀粉样蛋白沉积区域。
- 坏死很少见。
- 可通过针吸活检进行诊断（图9.8a、b）。
  - 经支气管活检通常不充分。
  - 采用支气管肺泡灌洗和抽吸检查手段可提高活检产量，用于流式细胞免疫表型分析。

#### 9.1.4.2　细胞病理学

- 含大量淋巴细胞，有些是上皮固有的并与上皮相关。
- 病变细胞的典型变异是大小不等的中心细胞样淋巴细胞、单核细胞样细胞和可能的浆细胞样细胞的混合体（图9.9）。

#### 9.1.4.3　病理学鉴别诊断

- 结节性淋巴样增生和淋巴细胞间质性肺炎。
  - 两者都是多克隆的。
- IgG4硬化性肺病。
  - IgG4浆细胞数量增加的多克隆淋巴细胞和多型浆细胞。
- 套细胞淋巴瘤（mantle cell lymphoma, MCL）。
  - 细胞周期蛋白D1和CD5阳性。

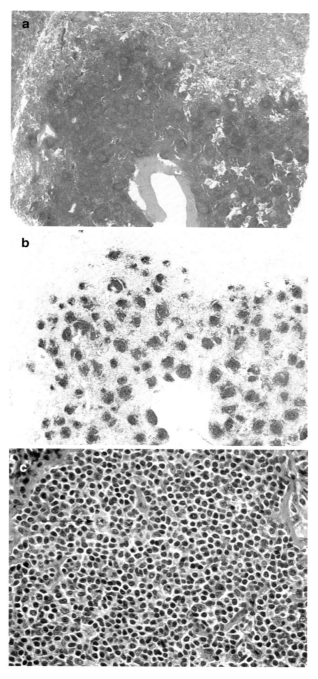

图9.5 MALT淋巴瘤，胸腔镜活检。(a)肺结节伴淋巴浆细胞浸润，滤泡突出。(b)CD20的免疫组化研究突出了以B细胞为主的浸润。(c)浸润细胞包括小淋巴细胞、浆细胞样淋巴细胞、中心细胞样B细胞和散在的较大的转化细胞（箭头）

图9.6 MALT淋巴瘤，胸
腔镜活检。浸润侵入小气
道上皮，造成淋巴上皮病
变（箭头）

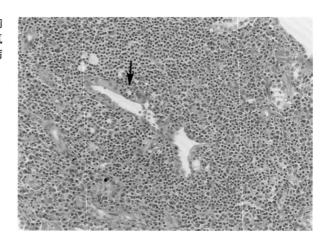

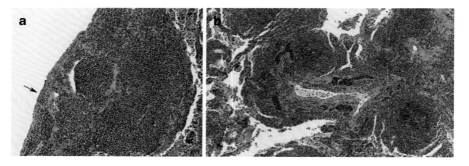

图9.7 MALT淋巴瘤，楔形切除。（a）MALT淋巴瘤的致密淋巴细胞浸润侵入脏层
胸膜（箭头），（b）浸润血管壁（中心）

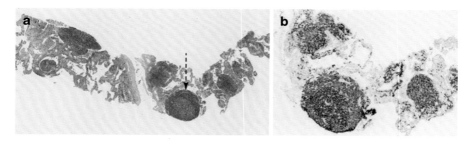

图9.8 MALT淋巴瘤，针吸活检。（a）MALT淋巴瘤显示滤泡（箭头）和散在的淋
巴细胞聚集物侵犯肺实质。（b）CD20免疫组化研究显示具有丰富的B细胞群，与
MALT淋巴瘤表现一致

图9.9 MALT淋巴瘤，支气管刷检，直接涂片，巴氏染色。肺结节。大量的淋巴细胞，混合有中心细胞样的小到中等大小的淋巴细胞、单核细胞样细胞和浆细胞样细胞

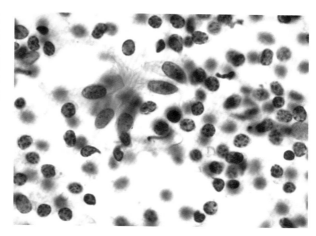

- 滤泡性淋巴瘤
  - CD10阳性。

### 9.1.4.4 辅助研究

- 肿瘤细胞是CD20或CD79a阳性的B细胞（图9.5b）。
  - BCL2阳性。
  - CD10、细胞周期蛋白D1或CD5为阴性。
- 背景中的T细胞是反应性的（CD3阳性）。
- 大多数情况下有单型κ和λ轻链表达式。
- MALT淋巴瘤中最常见的MALT 1基因易位：
  - t（11：18）（q21：q21）。
  - t（14：18）（q32：q21）。
  - 14%～57%的人有这类易位中的其一。

## 9.2 淋巴瘤样肉芽肿

### 9.2.1 临床表现

- 发生于所有年龄段的成人和儿童。
  - 平均年龄为60岁。
  - 咳嗽和胸痛是常见的症状。
  - 肺是最常见的原发部位（其次是中枢神经系统、皮肤）。
  - EBV病毒诱导。

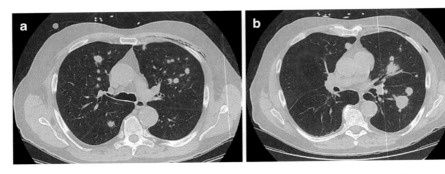

图9.10　淋巴瘤样肉芽肿，胸部CT平扫，肺窗。（**a**）（隆突处）和（**b**）（隆突分支下方）示多发双侧血管中心和支气管血管周围肺结节（Reproduced with permission of the © ERS 2020. European Respiratory Review 2020, In Press; https://doi.org/10.1183/16000617.0149-2029.）

— 进展迅速，合并，通常空洞化。

— 迁移，"阴阳消长"过程。

### 9.2.2　影像学

- 多发结节（80%），主要在下叶（图9.10a、b）。
- 血管中心结节；支气管血管周围分布。
- 可能会出现"反向光环"。

### 9.2.3　病理学

#### 9.2.3.1　外科病理学

- 富含T细胞的EB病毒相关B细胞淋巴增生性疾病。
  — EB病毒在大的非典型B细胞中呈阳性。
- 非典型多形性浸润伴中央坏死区（图9.11a）。
  — 血管中心结节伴梗死（图9.11b）。
  — 中小血管透壁浸润（图9.11c）。
- 根据大的EB病毒+细胞数量进行分级。
  — 1级：稀少的EB病毒+细胞（＜5/高倍镜）。
  — 2级：分散的EB病毒+细胞（5～50/高倍镜）。
  — 3级：丰富的EBV+细胞（＞50/高倍镜）。

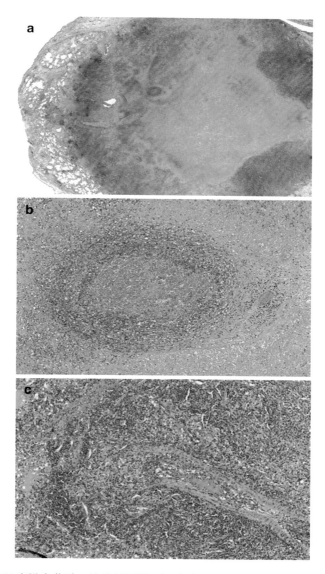

图9.11　淋巴瘤样肉芽肿，胸腔镜活检。(a)肺结节有明显坏死和外周非典型淋巴细胞浸润。(b)结节中央是被缺血性坏死包围的坏死血管。(c)淋巴瘤侵袭的小血管从肺的更外围区域浸润

### 9.2.3.2　病理学鉴别诊断

- 坏死性肉芽肿的实体。
    - 肉芽肿伴多血管炎（granulomatosis with polyangiitis, GPA）。
        组织细胞炎症更明显。
        EB病毒－。
    - 移植后淋巴增生性疾病（post-transplant lymphoproliferative disorder, PTLD）。
        非血管中心性的。
        发生在移植后。
    - 肉芽肿性真菌感染。
        EB病毒－。
        通常有小的形态良好的肉芽肿。
        组织有机染色可能是阳性的。

### 9.2.3.3　辅助研究

- 通过在非典型B细胞中原位杂交获得EB病毒＋基因组。

## 9.3　弥漫性大B细胞淋巴瘤

### 9.3.1　临床表现

- 通常出现在肺部，并累及淋巴结或其他部位。
- 咳嗽、呼吸困难、发热、体重减轻。
- 多发生在免疫功能低下的环境中。
    - HIV感染。
    - 器官移植。
        当EB病毒＋时，考虑为移植后单型淋巴增生性疾病（PTLD）。

### 9.3.2　支气管镜检查

- 如上所述。

### 9.3.3　影像学

- 单个或多个实性结节或肿块（图9.12a、b）。
- 通常形成空洞。
- 可能存在胸淋巴结肿大。

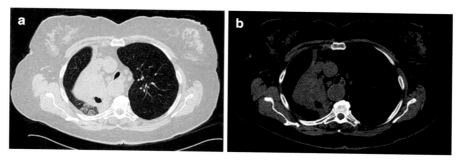

图9.12 弥漫性大B淋巴细胞瘤，非增强胸部CT。（a）肺窗和（b）纵隔窗显示在右侧肺门上可见一实性肿块，中央有坏死和空洞化，导致肺不张

图9.13 弥漫性大B淋巴细胞瘤，楔形切除术具有高级细胞核的大型上皮样细胞的弥漫片状结构

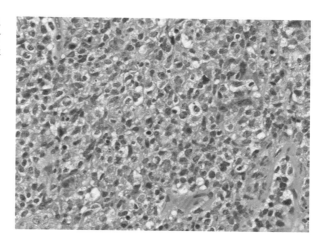

### 9.3.4 病理学

#### 9.3.4.1 外科病理学

- 大片弥漫性的大淋巴细胞，是正常淋巴细胞的3～4倍（图9.13）。
- 常见血管和胸膜浸润。
- 常见坏死。
- 背景中有极少的反应性T细胞浸润。
- 活检通常能提供诊断资料（图9.14a、b）。

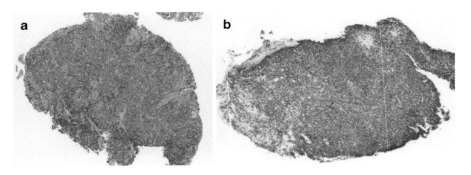

图9.14　弥漫性大B淋巴细胞瘤，支气管活检。(a)弥漫性大B细胞淋巴瘤的肺组织弥漫浸润。(b)CD20的免疫组化研究广泛阳性证实B细胞淋巴瘤的诊断

### 9.3.4.2　病理学鉴别诊断

- 大细胞肺癌。
  - 细胞角蛋白+
- 霍奇金淋巴瘤。
  - CD30+
- 生殖细胞肿瘤。
  - SALL-4, OCT 3/4+
- 单型性（高级别）移植后淋巴组织增生性疾病。
  - EB病毒+
  - 仅在移植后的临床环境中发现

### 9.3.4.3　辅助研究

- CD20和CD79a阳性的免疫表型（图9.14b）。
- 免疫组化染色可见单型免疫球蛋白κ和λ轻链表达。
  - 流式细胞免疫表型分析对此更为敏感。

## 参考文献

[1] Bashoura L, Eapen GA, Faiz SA. Pulmonary Manifestations of Lymphoma and Leukemia. Clin Chest Med. 2017; 38(2): 187−200.

[2] Erer OF, Erol S, Anar C, et al. Diagnostic yield of EBUS-TBNA for lymphoma and review of the literature. Endosc Ultrasound. 2017; 6: 317−222.

[3] Grosu HB, Iliesiu M, Caraway NP, et al. Endobronchial ultrasound-guided

transbronchial needle aspiration for the diagnosis and subtyping of lymphoma. Ann Am Thorac Soc. 2015; 12: 1336–1344.

[4] Kligerman SJ, Franks TJ, Galvin JR. Primary Extranodal Lymphoma of the Thorax. Radiol Clin North Am. 2016; 54(4): 673–687.

[5] Piña-Oviedo S, Weissferdt A, Kalhor N, et al. Primary Pulmonary Lymphomas. Adv Anat Pathol. 2015; 22(6): 355–375.

[6] Sirajuddin A, Raparia K, Lewis VA, et al. Primary Pulmonary Lymphoid Lesions: Radiologic and Pathologic Findings. Radiographics. 2016; 36(1): 53–70.

# 10 胸膜肿瘤

## 10.1 弥漫性恶性间皮瘤

### 10.1.1 临床表现

- 临床表现为大量胸腔积液、呼吸困难和胸痛。
- 与角闪石石棉接触密切相关。
- 潜伏 20 ～ 50 年后发生于胸膜壁层。
- 男性发病率更高。
- 可发生胸壁、横膈膜和纵隔侵犯以及淋巴结病变。
- 晚期表现较常见。
- 辅助治疗的胸膜外肺切除术仅对早期和特定患者有益。
- 预后不良，通常在诊断后 1 ～ 2 年内死亡。

### 10.1.2 影像学

- 评估恶性间皮瘤的首选成像方式是胸部 CT。
- MRI 是补充手段，可显示胸壁，横膈膜和纵隔侵犯。
- DG–PET 可识别淋巴结和远处转移。
- 单侧胸腔积液是最常见的，也是首诊影像学表现（图 10.1）。
- 结节状（> 1 cm）、团块状、环形胸膜增厚（尤其累及纵隔胸膜），以及叶间裂结节状增厚均提示为恶性间皮瘤表现（图 10.2）。

图10.1 胸部增强CT显示左侧中等量胸腔积液伴邻近左肺基底部肺不张（箭头）。注意左半边胸腔体积稍有缩小

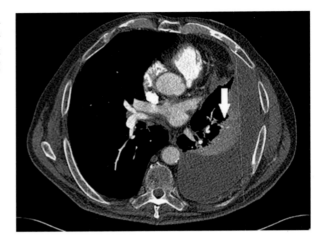

图10.2 胸部增强CT显示右侧部分包裹性胸腔积液（星形）被包裹在右侧结节状、环状增厚的胸膜内。注意沿纵隔胸膜的多个结节状沉积物和心包（箭头）

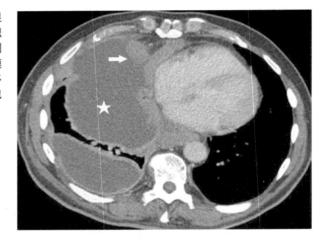

- 受累半边胸腔的体积缩小和（或）被吞没的钙化胸膜斑块可能有助于与更常见的胸膜转移性疾病鉴别，后者具有相似的影像学特征（图10.3a、b）。
- 在可行的情况下，手术分期被认为优于图像引导分期。
- 已知在图像引导针刺活检或胸腔镜活检后会发生活检轨迹的播种。

### 10.1.3　支气管镜检查

- 鉴于疾病从胸膜开始并累及整个胸膜（由壁层胸膜延伸至脏层胸膜），支气管镜检查无法探查该疾病。

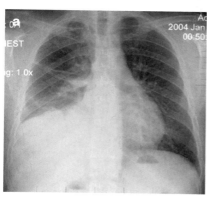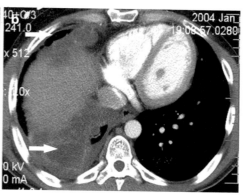

图 10.3 （a）胸部 X 线片后前位图像显示右侧胸腔积液，右半侧膈肌明显抬高。注意胸骨正中线。（b）胸部增强 CT 纵隔窗设置显示右侧横膈膜胸膜结节状和团块状增厚（箭头），伴中央坏死和边缘强化。怀疑膈肌侵犯。患者之前切除了伴胸膜转移的胸腺肿块。根据影像学可能难以区分恶性间皮瘤（不太常见）与胸膜转移性疾病（更常见）。最后的诊断通常需要详细的临床病史和病理资料

- 由于必须评估胸壁侵犯情况才能做出明确诊断，经胸穿刺活检的成功率较低。
- 胸腔镜下胸膜壁层和胸腔活检是确诊的必要条件。

## 10.1.4 病理学

### 10.1.4.1 外科病理学

- 主要类型有：
  - 上皮样细胞型：具有圆形细胞核和一个中央核仁的上皮样细胞；多样的结构类型（图 10.4）。

    常见的类型有管状乳头状、腺泡状、微腺状、小梁状和实巢状。
  - 肉瘤样型：梭形细胞具有不同的细胞异型性和有丝分裂数；为不规则类型；可能存在巨细胞、坏死和类骨质（图 10.5a、b）。

    促结缔组织增生性：一种肉瘤样间皮瘤，伴有浅色透明的纤维化和低细胞结构（图 10.6a、b）。

图 10.4 恶性间皮瘤，上皮样型。腺泡型和小梁型混合，典型的细胞特征包括丰富的嗜酸性胞浆、圆形细胞核和中央核仁

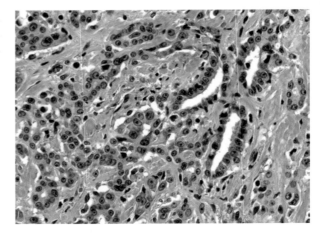

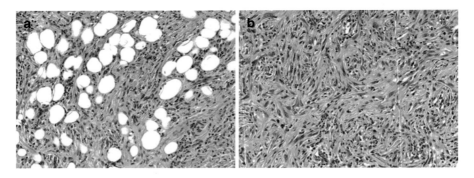

图 10.5 恶性间皮瘤，肉瘤样型。（a）梭形细胞浸润胸壁脂肪组织，符合恶性间皮瘤，肉瘤型（b）梭形细胞表现出随意的结构和多变的梭形细胞异型性

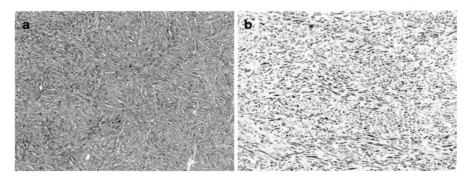

图 10.6 （a）恶性间皮瘤，促纤缔组织增生型。浅色的、不规则的透明样纤维化细胞类型，梭形细胞稀少（b）细胞角蛋白染色显示纤维间质内的梭形细胞

- 双相型：上皮样细胞和肉瘤样细胞的混合类型，以及在这2种细胞类型之间过渡的细胞（图10.7）。
- 异常变异包括腺瘤样和淋巴组织细胞样。

### 10.1.4.2 细胞病理学

- 上皮样形态最常见于细胞学标本，其外观与非肿瘤性间皮细胞不同。
- 具有不同细胞结构的上皮样细胞群，包括三维簇、乳头、腺泡/腺泡形成和层状（图10.8）。

图10.7 恶性间皮瘤，双相型。上皮样细胞（左侧）和梭形细胞（右侧）变异均存在，中间存在过渡细胞形式

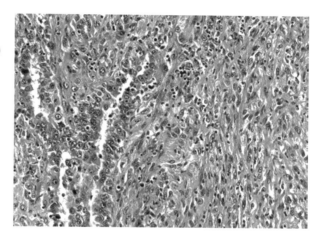

图10.8 具有不同细胞结构的上皮样细胞群，包括三维簇、乳头、腺泡/腺泡形成和层状。细胞重叠、拥挤和异核细胞明显多于反应性间皮细胞（巴氏染色）

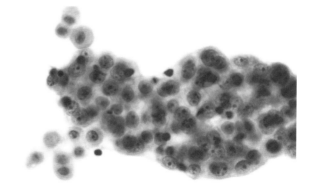

- 细胞重叠、拥挤和异核现象较反应性间皮细胞明显。
- 不同的染色质，取决于分化程度。
- 核仁常见。
- 细胞质丰富，细胞群边缘呈开窗状和扇形。
- 分化良好时很难从反应性间皮细胞中分离，分化程度较高时很难从腺癌中分离。

### 10.1.4.3　病理学鉴别诊断

- 上皮样变
  - 肺腺癌
    免疫组化检测有助于鉴别（见下文）。
    超微结构分析显示绒毛长宽比不同（见下文）。
  - 反应性间皮增生
    间皮增生未侵犯胸壁。
    BAP1（BRCA1相关蛋白1）可能有助于区分反应性（保留表达）和恶性间皮（表达缺失），但不是决定性的。

### 10.1.4.4　辅助研究

- 上皮样变：
  - 腺癌免疫组化研究用于区分非小细胞癌，包括肿瘤，主要是腺癌。
    阳性间皮瘤标志物：
    - 钙结合蛋白和WT-1：最具特异性和敏感性（图10.9）。
    - CK5/6：特异性较低，可能在腺癌中呈局灶阳性。
    - D2-40：上皮样变异不敏感；对类肉瘤变异更敏感。
  - 器官特异性标记物：
    TTF-1, Napsin A：对肺腺癌极具特异性。
    GATA-3：乳房和膀胱标记物；在10% ～ 20%的恶性间皮瘤上皮样变中可呈阳性。
  - 电子显微镜超微结构分析显示长微绒毛（箭头）长宽比 ＞ 10 ∶ 1（图10.10）。
    - 腺癌微绒毛短，长宽比 ＜ 10 ∶ 1。

图 10.9　恶性间皮瘤，上皮样型。钙结合蛋白在上皮样间皮瘤中呈弥漫性阳性（细胞核和细胞质阳性）

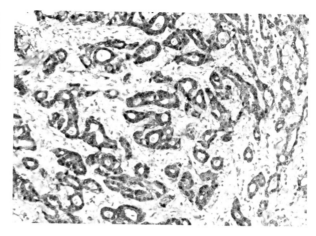

图 10.10　恶性间皮瘤，上皮样型。电镜图中恶性间皮瘤细胞表面的长微绒毛（箭头）

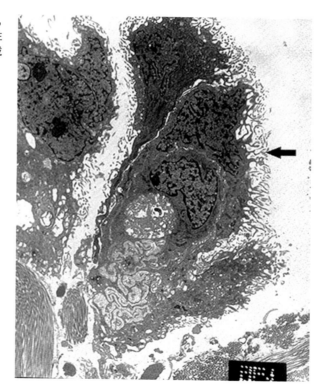

图10.11 恶性间皮瘤，肉瘤样型。细胞角蛋白弥漫性染色梭形细胞并显示不规则结构类型

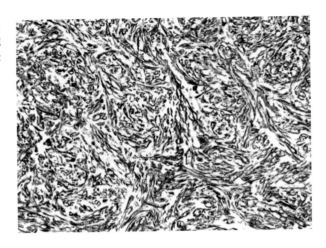

- 肉瘤样变：
  - 细胞角蛋白标记物呈阳性，显示侵犯胸壁脂肪组织（图10.11）。
  - D2-40是一种敏感的肉瘤样间皮瘤标志物。

## 10.2 孤立性纤维瘤

### 10.2.1 临床表现

- 孤立的、边界清楚的、以胸膜为主的肿块，边缘光滑或呈叶状。
- 肺内变异不常见。
- 大多数（90%）是良性的。
- 可带蒂并随姿势/呼吸改变位置。
- 可钙化（25%）并生长至较大尺寸，伴有实性和囊性衰减。
- 少数患者可能伴有肥厚性骨关节病和低血糖症。
- 石棉接触无直接联系。

### 10.2.2 影像学

- 对比增强（实性成分为均匀，囊性/黏液样成分为不均匀）（图10.12）。
- 与胸膜表面形成钝角（CXR上显示"不完整边界征"）（图10.13）。

图 10.12　胸 部 CT 显 示左侧胸膜基底肿块边界清楚，均匀

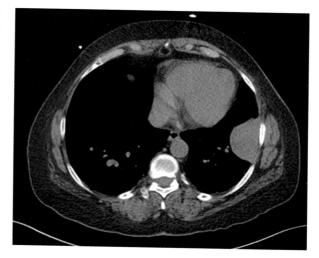

图 10.13　胸 部 增 强 CT显示增强的左侧肋膈后隐窝胸膜基底肿块。肿块与胸膜 / 胸壁形成钝角

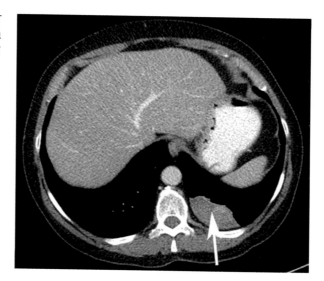

- 大多数起源于胸壁的脏层胸膜或下半胸的裂隙（图 10.14）。
- MRI 能更好地描述内部组织特征，如肿瘤中囊性或黏液样改变的非强化区域以及可能的胸壁或中央区侵犯（图 10.15a–c）。

图 10.14　胸部增强CT，
肺部可见一分叶状、均
匀、边界清楚的右肺中结
节，起源于肺主裂

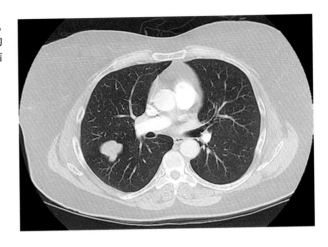

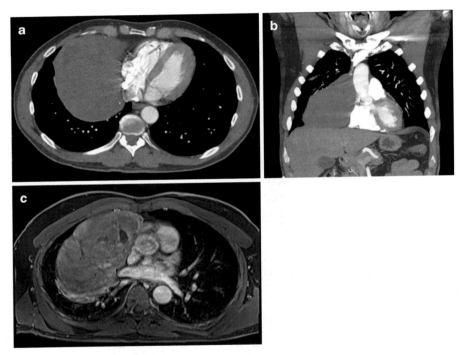

图 10.15　（a）胸部增强CT轴位（b）冠状位重组图像和（c）增强MRI胸部轴位图
像显示右心膈隐窝中有一个巨大的胸膜肿块。注意：CT特别是MRI上有不均匀增强

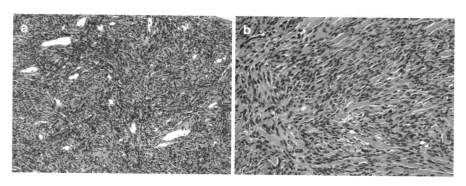

图 10.16 孤立性纤维瘤，（a）浅色的梭形细胞，中间有"绳状"胶原条带。（b）成纤维细胞样梭形细胞，在肿瘤细胞之间形成"绳状"的透明化胶原

### 10.2.3 支气管镜检查

- 肿瘤起源于脏层胸膜上，通常无法通过支气管镜检查发现。
- 胸膜肿瘤和肺内肿瘤可通过经胸活检获得。

### 10.2.4 病理学

#### 10.2.4.1 外科病理学

- 通常可见均匀的梭形细胞，细胞大小不一，血管外皮细胞瘤样的小血管（图 10.16a）。
- 梭形细胞具有"绳状"胶原条带（图 10.16b）。
- 最大尺寸 > 10 cm，有明显的坏死和有丝分裂，每 10 个高倍视野（high power fields, HPF）有丝分裂 > 4。

#### 10.2.4.2 细胞病理学

- 细针穿刺细胞学检查（FNA）样本具有不同的细胞（通常细胞含量低）。
- 病变细胞松散聚集，一些是单个分散的，大多数肿瘤细胞在细胞学上通常是浅色的，类似成纤维细胞（图 10.17）。
- 核小呈椭圆形至细长形，有些呈双极锥形。

图10.17 细针穿刺细胞学显示病变细胞松散聚集，有些单个分散。细胞通常是浅色的，类似成纤维细胞（巴氏染色，直接涂片）

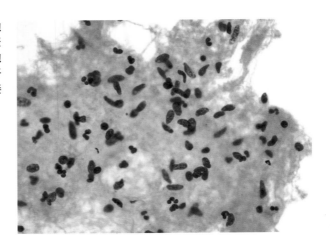

- 纤细、界限不清的细胞质，有合胞体外观和散在的裸核。
- 细胞质呈黏液样。

### 10.2.4.3　病理学鉴别诊断

- 胸膜的其他间叶性肿瘤，包括肉瘤（滑膜、平滑肌肉瘤和周围神经鞘瘤）。
- 肉瘤样间皮瘤可考虑，但通常表现为弥散性胸膜疾病，而不是肿块；影像学检查在这种差异中是有用的（图10.17）。
- A型胸腺瘤。

### 10.2.4.4　辅助研究

- 免疫组化检查对针吸活检和细胞学诊断最有帮助。
  - CD34和STAT 6通常呈阳性（图10.18a–c）。
  - 孤立性纤维瘤等梭形细胞病变标志物：

    间皮瘤标志物：孤立性纤维瘤中细胞角蛋白、钙结合蛋白、WT-1和D2-10均为阴性。

    肉瘤标记物：孤立性纤维瘤中S-100和平滑肌肌动蛋白（smooth muscle actin, SMA）通常为阴性。

    A型胸腺瘤标志物：孤立性纤维瘤中细胞角蛋白阴性。

    滑膜肉瘤特异性标记物：孤立性纤维瘤中TLE-1和CD99阴性。
    - t（X；18）（p11.2q11.2）易位仅存在于滑膜肉瘤。

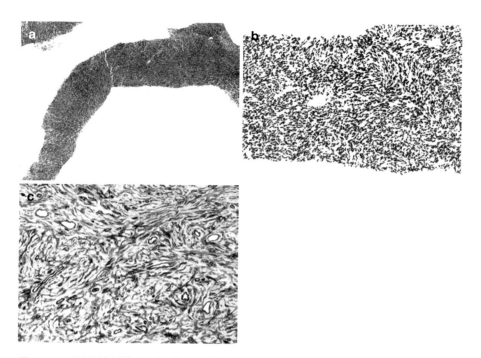

图 10.18 孤立性纤维瘤,(a)孤立性纤维瘤的核心针活检显示梭形细胞和小血管的诊断模式。(b)STAT-6免疫组化检测显示弥漫性核染色。(c)CD34免疫组化检测具有更多可变的细胞质染色

# 参考文献

[1] Aluja Jaramillo F, Gutierrez F, Bhalla S. Pleural tumours and tumour-like lesions. Clin Radiol. 2018; 73: 1014–1024.

[2] Attanoos RL, Pugh MR. The diagnosis of pleural tumors other than mesothelioma. Arch Pathol Lab Med. 2018; 142: 902–913.

[3] Chapel DB, Churg A, Santoni-Rugiu E, et al. Molecular pathways and diagnosis in malignant mesothelioma: a review of the 14th international conference of the international mesothelioma interest group. Lung Cancer. 2019; 127: 69–75.

[4] Galateau-Salle F, Churg A, Roggli V, et al. World Health Organization Committee for Tumors of the Pleura. The 2015 World Health Organization Classification of Tumors of the Pleura: advances since the 2004 classification. J Thorac Oncol. 2016; 11: 142–154.

[5] Tsao AS, Lindwasser OW, Adjei AA, et al. Current and future management of malignant Mesothelioma: a consensus report from the National Cancer Institute, thoracic malignancy steering committee, International Association for the Study of Lung Cancer, and Mesothelioma Applied Research Foundation. J Thorac Oncol. 2018; 13: 1655–1667.

[6] You X, Sun X, Yang C, et al. CT diagnosis and differentiation of benign and malignant varieties of solitary fibrous tumor of the pleura. Medicine (Baltimore). 2017; 96: e9058.

# 11 慢性阻塞性肺疾病

## 11.1 肺气肿

### 11.1.1 临床表现

- 定义：由于肺泡壁的破坏，终末细支气管远端肺泡出现永久性扩张。
- 呼吸困难是主要的临床表现；肺活量测定显示 FEV1 降低。
- 三种主要的临床类型：
- 小叶中央型
  - 最常见。
  - 与吸烟密切相关。
- 全小叶型
  - 与alpha-1抗胰蛋白酶缺乏症有关。
  - 其他罕见的原因包括家族性、哌甲酯注射液的滥用、低补体血症性荨麻疹性血管炎（hypocomplementemic urticarial vasculitis, HVUS）
- 肺泡远端型。
  - 可能与吸烟有关。
  - 最常见于气胸的年轻男性。
- 一种无临床意义的临床次要类型。
- 不规则形肺气肿。
  - 通常继发于邻近肺的瘢痕处。

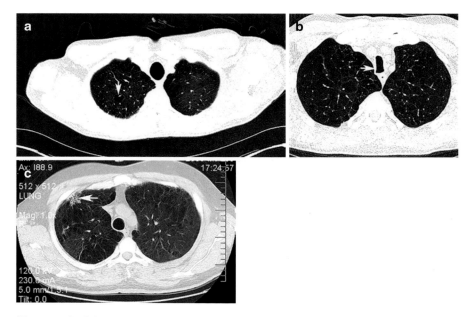

图11.1　小叶中央型肺气肿。轴向胸部CT，肺窗。（a）轻度、上叶为主的肺气肿。清晰的右上叶透亮区，其内可见小叶中心动脉的"外周点"（箭头），周围环绕着正常的肺结构。（b）严重的弥漫性肺气肿，双侧"空泡"没有壁，周围有小血管，周围有极少的正常肺组织保。注意气管的"剑鞘"形态（箭头），通常与严重的 COPD 相关。（c）右上叶亚实性肿块（箭头）伴周围肺小叶中心型肺气肿

## 11.1.2　影像学

### 11.1.2.1　小叶中央型

- 以上肺为主（图11.1a、b）。
- 次级肺小叶中心多处圆形透亮区（肺受损，呼吸性细支气管扩张），围绕的小叶中心动脉通常表现为"点"；没有壁（图11.1a）。
- 可以有正常的外带和基底肺实质（轻、中度病例）。
- 在有吸烟史的情况下发现，可能与肺癌有关（图11.1c）。

### 11.1.2.2　全小叶型

- 通常以肺基底部为主（或弥漫性），但在下叶最明显（图11.2a、b）。

- 整个次级肺小叶均匀的低密度（呼吸性细支气管远端的整个小叶被破坏），没有正常肺组织（图11.2a、b）。

### 11.1.2.3 肺泡远端型

- 通常位于外带、肺尖部或背侧段（图11.3a、b）。
- 由于次级肺小叶外周部分的破坏，导致胸膜下和（或）叶间裂周围小空泡（＜10 mm）或大疱（＞10 mm）；可导致年轻人气胸（图11.3a、b）。
- 相邻肺通常是正常的。

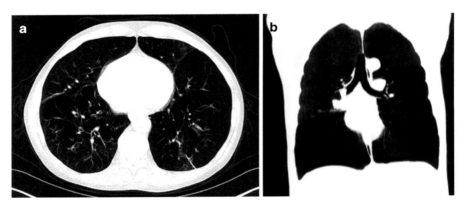

图11.2 全小叶型肺气肿。轴位胸部CT肺窗（a）全小叶肺气肿。双肺下叶中的正常肺结构完全变为透亮的肺组织。（b）冠状位最小强度投影，对检测细微的肺气肿变化（见于肺上叶）有高灵敏度，肺下叶更明显

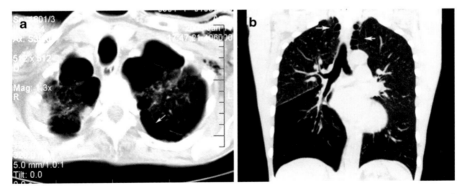

图11.3 肺泡远端型肺气肿。（a）HRCT轴位图像显示双肺尖多发肺大疱（＞1 cm）和小空泡（＜1 cm），沿左肺裂（箭头）伴小气胸。（b）冠状位，双侧肺尖处肺大疱（箭头）

### 11.1.3　支气管镜检查

- 支气管镜检查在诊断肺气肿方面的作用是有限的，与吸烟有关的疾病，例如肺癌，在进行支气管镜检查时，可以看到吸烟的证据（图11.4）。

- 气管镜检查可以看到慢性阻塞性肺病的生理学证据，即胸腔内压力增加压迫气管（图11.5）。

**图11.4　烟草沉着的支气管黏膜。支气管镜图像。吸烟者的支气管浅表黏膜散在褐色斑块**

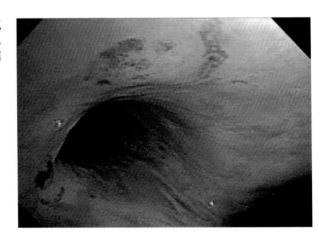

**图11.5　典型的剑鞘气管。支气管镜图像。胸腔内压力增加压迫气管导致气道"剑鞘"样改变**

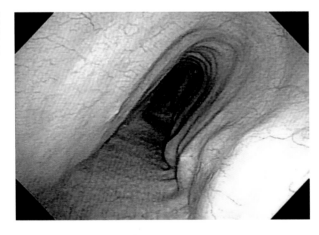

### 11.1.4 病理学

#### 11.1.4.1 外科病理学

- 终末细支气管远端气腔异常、永久性扩张，肺泡壁破坏，无明显纤维化。
- 三种主要的形态类型。
  - 小叶中央型：小叶中央分布的肺泡壁的破坏（图11.6）。
  - 全小叶型：整个小叶的肺泡壁破坏（图11.7）。
  - 肺泡远端型：邻近胸膜表面的远端肺泡中的肺泡壁破坏（图11.8）。
- 在小活检标本上，肺泡壁的缺失可能提示肺气肿，但由于组织有限而不能诊断形态学类型。

图11.6 小叶中央型肺气肿。移植性肺全切除术。小叶中央部分的组织破坏（星形）

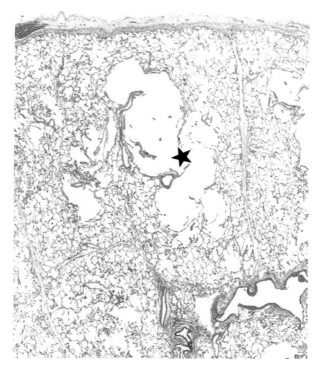

图11.7  全小叶型肺气肿。移植性肺全切除术。整个肺实质的肺泡壁均匀地破坏

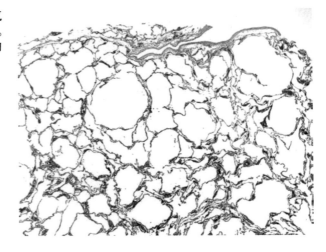

图11.8  远端腺泡性肺气肿。肺叶切除术。胸膜下肺泡组织破坏

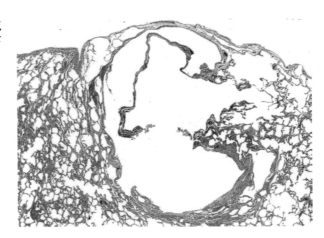

### 11.1.4.2  细胞病理学

- 细胞病理学在诊断肺气肿方面的作用有限。
- 库施曼式螺旋（Curschmann螺旋）等结果可以支持COPD的临床诊断（图11.9）。也可见于哮喘。

### 11.1.4.3  辅助研究

- 苏木精和伊红染色的载玻片（H和E）是形态学诊断的主要依据。
- 弹性染色，包括Movat五色染色，可能会凸显胸腔镜标本中肺泡壁的缺失。

图11.9 痰标本。哮喘患者和慢性支气管炎患者的痰标本，可见到痰和其他脱落的支气管细胞学标本中的扭曲的螺旋形黏液栓，为 Curschmann 螺旋

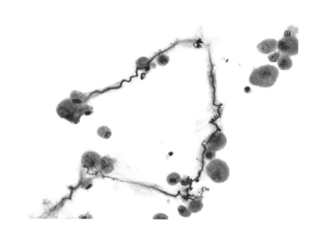

## 11.2 哮喘/慢性支气管炎

### 11.2.1 临床表现

- 哮喘和慢性支气管炎都归因于导致支气管壁增厚的中小气道炎症。

- 临床症状包括呼吸困难、咳痰和喘息。

- 过敏性支气管肺曲霉病（allergic bronchopulmonary aspergillosis, ABPA）见于曲霉菌抗原阳性、外周血嗜酸粒细胞增多机血清 IgE 水平升高的这部分特定的哮喘及囊性纤维化患者；可见咳嗽、喘息和咳痰加重的"哮喘"症状恶化史。

### 11.2.2 影像学

- 影像学在诊断中的作用有限。

- 影像可以帮助排除其他原因引起的喘息/咳嗽、感染（肺炎实变）、恶性肿瘤、并发症，例如 ABPA 等。

- 显示支气管壁增厚伴或不伴轻度支气管扩张（图11.10a、b）和管腔内黏液栓或小支气管的管腔消失。

- 吸气相 CT 图像可能会出现马赛克征，正常和透亮的肺实质交替区域（衰减和血管分布减少），提示空气潴留；呼气相 HRCT 扫描显示空气潴留，可以确认小气道疾病（图11.11）。

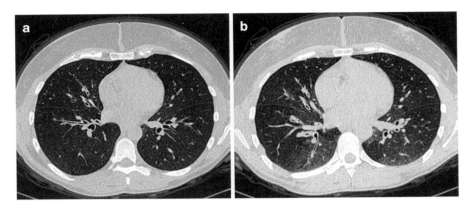

图11.10　哮喘。（a）吸气相HRCT显示平滑的双侧支气管壁增厚。（b）更严重的支气管壁增厚，伴有相关管腔消失和呼气时轻度空气潴留

图11.11　哮喘。呼气相HRCT 扫描示支气管收缩后发现双肺底部有明显的空气滞留

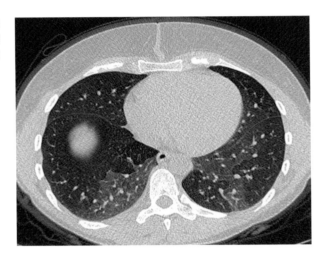

- 胸部X线片可以是正常的，显示肺纹理增粗或支气管壁增厚的影像，由于黏液栓和（或）肺过度膨胀导致肺叶或肺节段塌陷（图11.12）。
- ABPA表现为支气管分布的实变，扩张的支气管伴黏液嵌塞的表现（"指套"征）（图11.13a、b和图11.14a-c）。

图11.12 哮喘。后前位胸部X线摄片。"急性哮喘发作"——左肺过度充气，由于黏液嵌塞在支气管中间导致右中叶和下叶（星形）塌陷。注意标记处气管右偏（箭头）

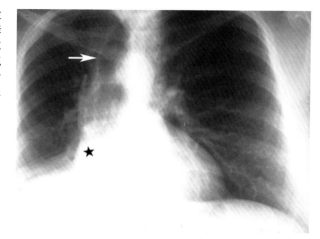

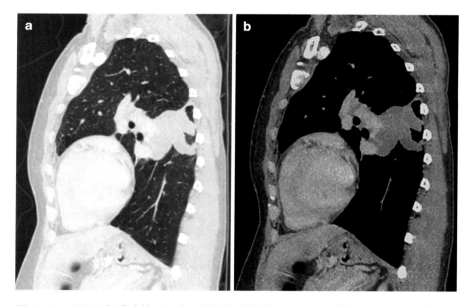

图11.13 ABPA与黏液栓。（a）矢状位胸部增强CT和（b）纵隔窗显示扩张的支气管伴黏液栓，表现为左下肺沿支气管分布的肿块影（"指套"征）。有咳嗽、喘息和咳痰加重的"哮喘"症状恶化史

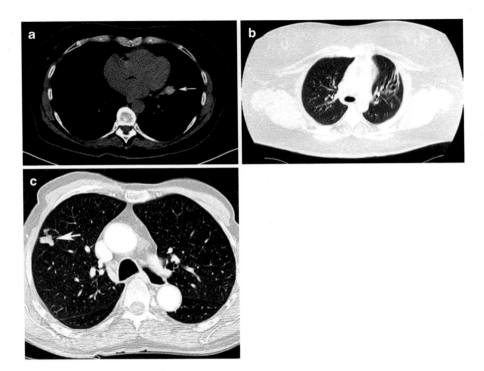

图 11.14　ABPA。(**a**) 胸部 CT 平扫纵隔窗图像显示，过敏患者肺舌叶中央的高密度结节（箭头）。(**b**) 肺窗图像显示舌叶曲张的支气管扩张。(**c**) 右上肺二级支气管的 Y 形结节（黏液栓），提示 ABPA（箭头）

## 11.2.3　支气管镜检查

- 不应用支气管镜检查来诊断哮喘或慢性支气管炎。
- 进行支气管镜检查用于评估哮喘或慢性支气管炎患者是否有其他并发的呼吸系统疾病时，可看到这些疾病表现的大体特征（图 11.15）。

## 11.2.4　病理学

### 11.2.4.1　外科病理学

- 哮喘和慢性支气管炎的病理特征相似，包括：
  - 杯状细胞增生（图 11.16a）。
  - 基底膜增厚（图 11.16b）。

图11.15 慢性支气管炎：与 COPD 和慢性支气管炎相关的非特异性黏膜表现，包括显著的气道黏液隐窝（箭头）。活检不是必需的，因为活检结果并不比肺功能检测有更多的程序价值

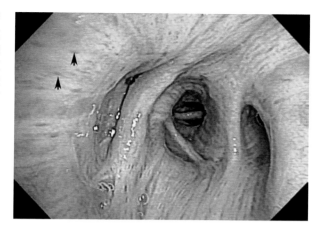

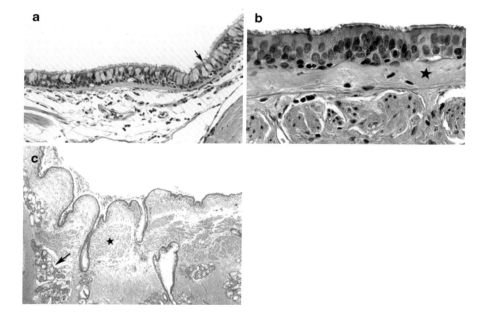

图11.16 哮喘。（a）杯状细胞增生（箭头）。（b）基底膜增厚（星形）和（c）平滑肌肥厚（星形）黏膜下腺体增生（箭头）都是哮喘和慢性支气管炎近端气道的组织学特征

- 平滑肌肥厚（图11.16c）。
- 黏膜下腺增生（图11.16c）。
- 气管管腔内可能存在大量黏液和炎症（图11.17）。

图 11.17 哮喘。活动性
哮喘患者气管管腔中存在
黏液和炎症

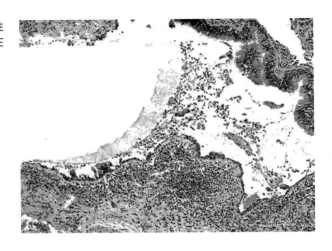

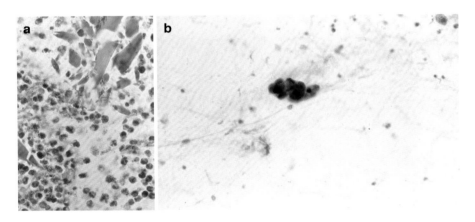

图 11.18 哮喘。(a) 来自哮喘患者上呼吸道管腔的夏科-莱登 (Charcot-Leyden)
晶体。(b) Creola 小体代表退化的上皮细胞脱落到哮喘气管管腔中

- 鳞状上皮化生可被视为慢性炎症和上皮糜烂的后遗症。
- 小活检可能定义一些气道病理特征（基底膜增厚；炎症增加）；通常用
  于排除感染，尤其是 ABPA 中的真菌感染。

### 11.2.4.2 细胞病理学

- 在细胞病理学标本中可以看到管腔内容物。包括：
  - Curschmann 螺旋（图 11.9）。
  - Charcot-Leyden 晶体（图 11.18a）。
  - Creola 小体（图 11.18b）。

### 11.2.4.3 辅助研究

- 组织有机体染色可能有助于发现ABPA中的真菌菌丝（曲霉）。
- 黏蛋白染色可以突出气道管腔内的杯状细胞增生和黏蛋白。

## 11.3 支气管扩张

### 11.3.1 临床表现

- 支气管永久性扩张，伴或不伴支气管壁增厚，最常见的原因是感染（支气管肺炎）导致支气管软骨破坏和弹性回缩力丧失。
- 最常见的病因：慢性气道感染、囊性纤维化、ABPA、气道阻塞、免疫缺陷。
- 可能与闭塞性细支气管炎有关。
- 罕见病因：原发性纤毛运动障碍、先天性软骨缺损性支气管扩张综合征（Williams–Campbell综合征）和巨气管支气管症（Mounier–Kuhn综合征）。
- 牵拉性支气管扩张，由于临近肺实质纤维化的牵拉作用而导致的支气管扩张。
- 最常见的临床症状包括咳痰、持续性咳嗽和咯血。
- 在晚期病例中低氧血症可能很严重。

### 11.3.2 影像学

- 3种影像学形态，同一患者和不同病因，这三种影像学形态经常重叠：
  - 圆柱形（轻度）——管状支气管扩张（非锥形气道的"轨道"征）（图11.19）。
  - 曲张（中度）——中度扩张伴气道局灶性变窄。
  - 囊性（严重）——显著扩张的葡萄样气道簇，中央 > 外周（CF、ABPA）（图11.20a、b）。

图 11.19　支气管扩张。HRCT 图像显示气道扩张（蓝色箭头），横截面比伴随的肺动脉（黄色箭头）大 1.5 倍以上（"印戒"征），以及管壁增厚的均匀非锥形支气管（"轨道"征）（白色箭头）

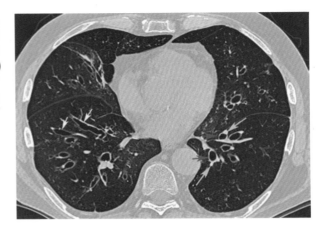

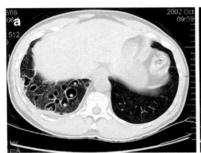
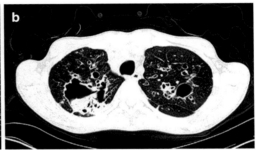

图 11.20　囊性支气管扩张。（a）胸部 HRCT 显示右下肺厚壁囊性支气管扩张（星形）。（b）上叶厚壁囊性支气管扩张伴感染。注意右上肺巨大空腔内的腔内病变（真菌球）

### 11.3.3　支气管镜检查

- 支气管镜检查的作用通常是确定局部支气管扩张阻塞的原因并排除包括感染（真菌）在内的并发症。
- 支气管镜检查通常用于获取病原体以及清理可能造成气管扩张的支气管内膜病变（图 11.21）。

### 11.3.4　病理学

#### 11.3.4.1　外科病理学

- 伴有明显的中性粒细胞的炎症和反应性呼吸道黏膜相关淋巴组织（bronchusassociate lymphoid tissue, BALT）的气道炎症（图 11.22）。
- 气道慢性后遗症很常见，包括上皮糜烂伴鳞状上皮化生和气道壁纤维化。

图11.21 支气管扩张。直接支气管镜图像。假单胞菌感染的脓性分泌物。对分泌物进行治疗性抽吸并留取微生物培养物

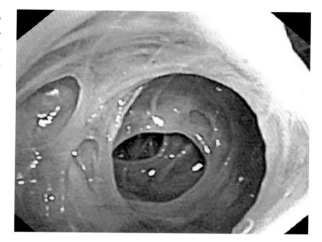

图11.22 支气管扩张。移植性肺全切除术。囊性纤维化中性粒细胞浸润和呼吸道黏膜相关淋巴组织（BALT）增加

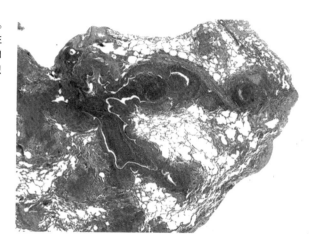

### 11.3.4.2 细胞病理学

- 显著的中性粒细胞和淋巴细胞炎症，伴有退化的上皮、黏液和化生的鳞状上皮。
- 真菌（曲霉）可能被视为黏液栓内的定植菌（曲霉球）。

### 11.3.4.3 辅助研究

- 组织有机体染色对真菌菌丝或抗酸菌的检出可能会有所帮助。
- 可以使用Movat五色染色来评估纤维化和透壁支气管/细支气管破坏的数量，但通常不需要。

# 参考文献

## 肺气肿

[1] Churg A, Wright JL. Proteases and emphysema. Curr Opin Pulm Med. 2005; 11: 153–159.

[2] Greene R. Saber-sheath. Trachea: Relation to Chronic Obstructive Pulmonary Disease Am J Roentgenol March. 1978; 130: 441–445.

[3] Hogg JC. A pathologist's view of airway obstruction in chronic obstructive pulmonary disease. Am J Respir Crit Care Med. 2012; 186: v–vii.

[4] Litzky LA, Green LK. Emphysema and diseases of large airways. Chap. 20. In: Pulmonary Pathology, Zander DS, Farver CF, eds., a volume in the series *Foundations in Diagnostic Pathology*, J. Goldblum, ed., 2nd ed, Philadelphia: Elsevier: 2018.

## 哮喘/慢性支气管炎

[1] Duprez A, Mampuys R. Cystic enlargement of the mucous glands of the bronchus associated with chronic bronchitis. Thorax. 1953; 8(2): 141–147.

[2] Kim V, Criner GJ. The chronic bronchitis phenotype in chronic obstructive pulmonary disease: features and implications. Curr Opin Pulm Med. 2015; 21: 133–141.

[3] Trejo Bittar HE, Yousem SA, Wenzel SE. Pathobiology of severe asthma. Annu Rev. Pathol. 2015; 10: 511–545.

## 支气管扩张

[1] Flume PA, Chalmers JD, Olivier KN. Advances in bronchiectasis: endotyping, genetics, microbiome, and disease heterogeneity. Lancet. 2018; 392: 866–890.

[2] Moulton BC, Barker AF. Pathogenesis of bronchiectasis. Clin Chest Med. 2012; 33: 211–217.

[3] Novosad SA, Barker AF. Chronic obstructive pulmonary disease and bronchiectasis. Curr Opin Pulm Med. 2013; 33: 61–78.

# 12 小气道疾病

## 12.1 呼吸性细支气管炎（RB）

### 12.1.1 临床表现

- 最常见于无症状的吸烟患者中。
- 当发现有间质性肺病的临床和病理证据时，最好将其归类为呼吸性细支气管炎-间质性肺病（respiratory bronchiolitis-interstitial lung disease, RB-ILD）（参见第14章）。
- 大多数吸烟者体内都可能发现有色素的巨噬细胞。因此，只有在排除其他小气道疾病的情况下，才能将此类吸烟者诊断为呼吸性细支气管炎（respiratory bronchiolitis, RB）。
- 很少有关于职业接触石棉和其他烟雾的报道。

### 12.1.2 影像学

- 边界不清的小叶中心结节或 GGO（3 ～ 10 mm）（图 12.1a）。
- 见于吸烟者，常伴有小叶中心肺气肿和支气管壁增厚。
- 常见于肺上叶或弥漫性的（吸烟相关性的 RB、RB-ILD/DIP）。
- RB 相关的 ILD（当患者有症状时）在影像学上与 RB 相似。
- 鉴别诊断：
  - 过敏性肺炎（不是见于吸烟者，与小叶积气相关）（图 12.1b）。
  - 感染性细支气管炎（界限清楚，"树芽征"）（图 12.1c）。

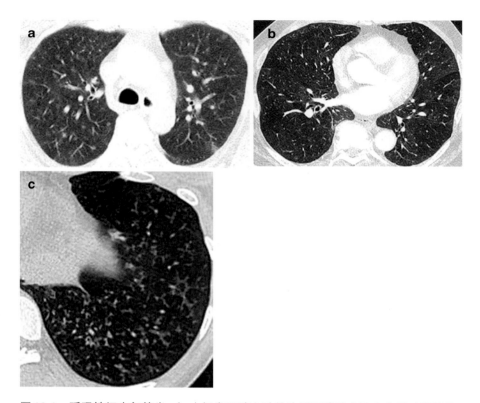

图 12.1  呼吸性细支气管炎。（**a**）好发于肺上叶的边界不清的小叶中央磨玻璃结节。
（**b**）过敏性肺炎，胸部 CT 上的表现类似于 RB。（**c**）需鉴别感染性细支气管炎，通
常表现为分支样的实性结构（"树芽征"）

### 12.1.3  支气管镜检查

- 支气管镜检查、支气管肺泡灌洗和经支气管肺活检可能有助于获得足
  够的诊断依据。
- 没有具体的支气管内检查结果支持小气道疾病的诊断。
- 除了临床和放射学评估，外科肺活检被认为是金标准（见 12.1.4 病理学）。

### 12.1.4  病理学

#### 12.1.4.1  外科病理学

- 通常可在肺气肿的患者的肺组织的小气道管腔内及紧邻小气道周围发
  现有色素的巨噬细胞（图 12.2a、b）。

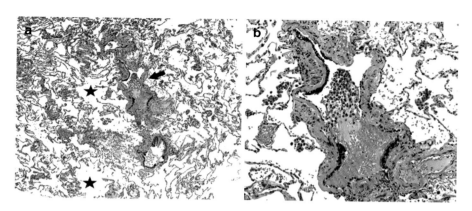

图12.2 呼吸性细支气管炎。（a）在气道和周围的肺泡中发现有色素的巨噬细胞（箭头）；常见肺气肿（星形）。（b）RB气道管腔内的有色巨噬细胞

图12.3 呼吸性细支气管炎。吸烟者支气管镜活检组织显示小气道中有色素巨噬细胞（箭头），与RB一致

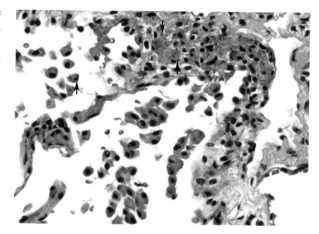

- 在小气道内和气道周围可以看到黏液。

### 12.1.4.2 小活检标本/细胞病理学

- 在小活检和细胞病理学中看到的有色巨噬细胞可能提示RB（图12.3，图12.4a、b）。

### 12.1.4.3 病理学鉴别诊断

- 呼吸性细支气管炎和间质性肺病（RB-ILD）。

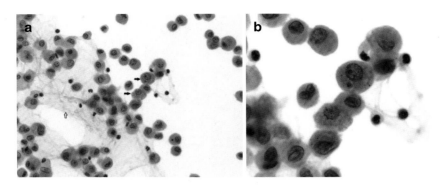

图 12.4　呼吸性细支气管炎。( a ) 来自有明显吸烟史的患者肺部的支气管肺泡灌洗标本中的有色巨噬细胞（黑色箭头）。还可以看到来自气道的黏蛋白条纹（白色箭头）。( b ) 肺泡巨噬细胞胞浆内黑色和棕色色素，与吸烟史一致

#### 12.1.4.4　辅助研究

- 没有组织化学或免疫组织化学研究可帮助进行病理诊断。铁染色可能有助于区分肺出血中的含铁血黄素色素和 RB 中"吸烟者"色素。
  - 吸烟者巨噬细胞总是会被噬菌体中存在的铁染色，因此需要仔细审查。

## 12.2　滤泡性细支气管炎

### 12.2.1　临床表现

- 少见的小气道疾病，成人和儿童均可见。
- 与先天性和获得性免疫缺陷、结缔组织疾病和肺部感染有关，并且可能是特发性的。
- 临床症状无特异性的，最常见的临床症状是发烧、咳嗽和呼吸困难。
- 肺功能检查可能会发现限制性、阻塞性或混合性通气功能障碍。
- 治疗（皮质类固醇）的成功率不一。

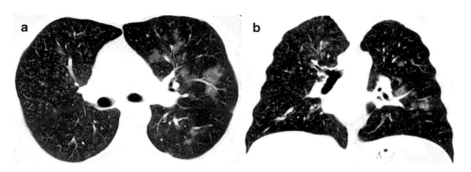

图 12.5　滤泡性细支气管炎。( a ) 胸部 CT 显示滤泡性细支气管炎中边界不清的小叶中心结节和支气管周围磨玻璃影。( b ) 胸部 CT 冠状位图像显示边界不清的小叶中心结节和支气管周围磨玻璃影

## 12.2.2　影像学

- 边界不清的小叶中心或细支气管周围肺结节（通常 < 3 mm，很少 3 ～ 10 mm）（图 12.5a）。
  - 局灶性下肺为主或双侧弥漫性（图 12.5b）。
- 不完整。
- 可能存在 GGO 和小的支气管周围实变（图 12.5a）。
- 影像学鉴别诊断：过敏性肺炎（与小叶空气潴留相关）、RB（吸烟者，上叶）、感染性细支气管炎（界限清楚，"树芽"征）等。

## 12.2.3　支气管镜检查

- 支气管镜检查通常提示近端气道无明显异常。
- 可以取得小活检对小块组织进行诊断（见 12.2.4 病理学）。

## 12.2.4　病理学

### 12.2.4.1　外科病理学

- 主要病理特征是具有生发中心的呼吸道黏膜相关淋巴组织（bronchus-associated lymphoid tissue，BALT）的扩大聚集（图 12.6a、b）。

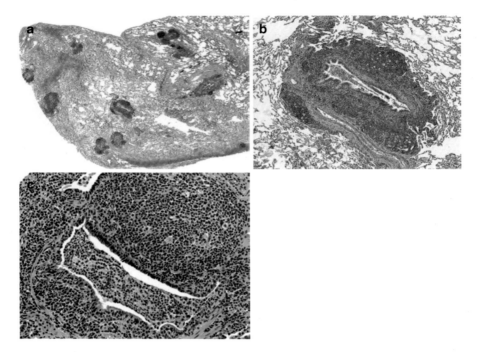

图12.6　滤泡性细支气管炎。(**a**)显著的淋巴细胞浸润正常肺中的小气道。(**b**)存在于细支气管周围淋巴细胞中的生发中心。(**c**)大的生发中心使滤泡性细支气管炎的细支气管管腔变窄

- 在图12.6c中可以看到坚固的呼吸道黏膜相关淋巴组织对管腔的外部压缩。
- 结合影像学和临床，活检标本中细支气管周围区域的反应生发中心可以高度提示FB（图12.7）。

### 12.2.4.2　病理学鉴别诊断

- 淋巴细胞性间质性肺炎。
- 结节性淋巴样组织增生。
- 累及小气道的淋巴瘤，包括支气管相关淋巴组织的结外边缘区淋巴瘤（BALT相关淋巴瘤）和套细胞、滤泡或小淋巴细胞淋巴瘤。
- 继发性呼吸道受累的炎症性疾病，包括病毒或细菌感染和过敏性肺炎。

图 12.7    滤泡性细支气管炎。滤泡性细支气管炎患者的支气管镜活检中存在明显的淋巴细胞聚集体，提示 FB

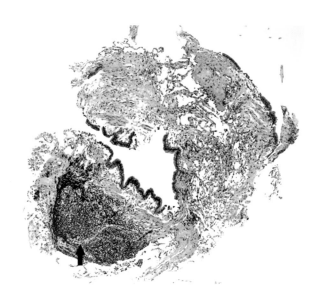

### 12.2.4.3    辅助研究

- T 细胞（CD3）和 B 细胞（CD20）的免疫组织化学研究揭示了 T 细胞和 B 细胞的反应性多克隆浸润。

## 12.3    缩窄性细支气管炎

### 12.3.1    临床表现

- 各种原因：
  - 感染
  - 药物反应
  - 吸入：无机和有机化合物
  - 结缔组织病：类风湿关节炎和干燥综合征
  - 移植后：骨髓移植中的原发性慢性气道排斥或移植物抗宿主病
- 通常不可逆。

### 12.3.2    影像学

- HRCT吸气相的马赛克灌注模式，衰减和血管分布减少的区域与正常/
  增加的衰减和血管分布交替出现（图12.8和图12.9）。
  - 可能是一个敏感的、迟发的表现。
- HRCT呼气相（＞25%肺容积）中的空气潴留是一种更敏感、更早期
  的异常表现（图12.8和图12.9）。
- 后期可能会出现相关的支气管扩张和支气管壁增厚（图12.10）。

图12.8　缩窄性细支气管
炎。胸部CT扫描显示正
常肺、低密度区域和血管
分布交替出现（"马赛克"
征），与缩窄性细支气管
炎中的空气潴留一致

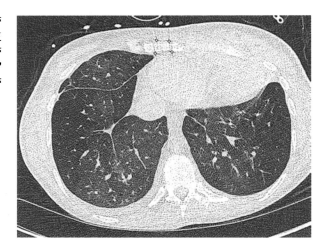

图12.9　缩窄性细支气
管炎。胸部CT扫描显示
在慢性排斥的肺移植患者
的肺组织中发现空气潴留
（左肺中的箭头）。注意原
右肺中显著的间质纤维化

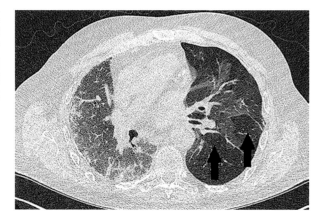

图12.10 缩窄性细支气管炎。类风湿性关节炎患者双侧支气管扩张（箭头），支气管管壁增厚和细微的马赛克衰减，是缩窄性细支气管炎的晚期表现

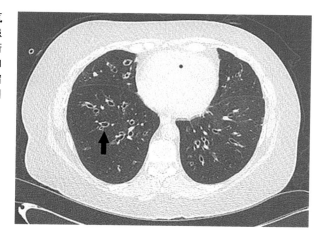

图12.11 缩窄性细支气管炎。早期缩窄性细支气管炎，气道上皮下区胶原沉积极少（箭头）（Movat 五色染色）

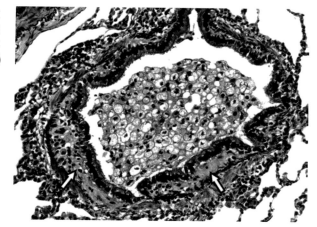

### 12.3.3 支气管镜检查

- 支气管镜检查通常提示近端气道无明显异常。
- 可以取得小活检对小块组织进行诊断（见12.3.4病理学）。

### 12.3.4 病理学

#### 12.3.4.1 外科病理学

- 通常由慢性淋巴细胞性细支气管炎引起。
- 早期纤维化病变：小气道壁有上皮下纤维化；周围肺组织可能无异常（图12.11）。

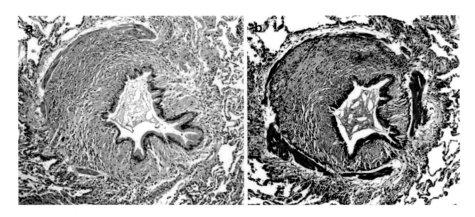

图12.12 缩窄性细支气管炎。(a)小气道因沉积在上皮下区域的胶原蛋白而部分变窄。(b)Movat五色染色中蓝绿色凸显出早期胶原沉积

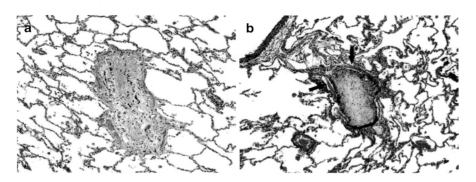

图12.13 缩窄性细支气管炎。(a)小气道被腔内胶原完全封闭。(b)Movat五色染色凸显小气道腔内的胶原蛋白。极少残留的平滑肌（箭头）和弹性肌（黑线）环绕在气道外围

- 闭塞性病变：小气道管腔部分变窄（图12.12a、b），然后被纤维化取代（图12.13a、b）。
- 当使用弹性染色或Movat五色染色时，支气管镜活检中的小气道可能会显示上皮下纤维化的特征（图12.14）。

### 12.3.4.2 病理学鉴别诊断

- 淋巴细胞性间质性肺炎。

图12.14　缩窄性细支气管炎。在缩窄性细支气管炎的支气管镜活检中可以看到支气管上皮的破坏和早期的胶原沉积（箭头）

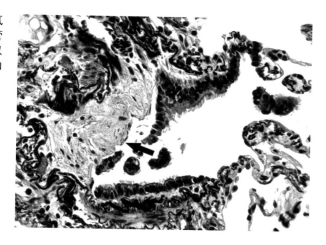

### 12.3.4.3　辅助研究

- 三色和（或）弹性染色或Movat五色染色凸显闭塞细支气管中残留的弹性纤维（图12.13b），有助于诊断活检标本中上皮下区域的胶原蛋白增加（图12.14）。

## 参考文献

[1] Barker AF, Bergeron A, Rom WN, et al. Obliterative bronchiolitis. N Engl J Med. 2014; 370: 1820–1828.

[2] Beasley MG. Smoking-related small airway disease — a review and update. Adv Anat Pathol. 2010; 17: 270–276.

[3] Burgel PR, Bergeron A, de Blic J, et al. Small airways diseases, excluding asthma and COPD: an overview. Eur Respir Rev. 2013; 22: 131–147.

[4] Fraig M, Shreesha U, Savici D, et al. Respiratory bronchiolitis: a clinical-pathologic study in current smokers, ex-smokers, and never-smokers. Am J Surg Pathol. 2002; 26: 647–653.

[5] Kang EY, Woo OH, Shin BK, et al. Bronchiolitis: classification, computed tomographic and histopathologic features, and radiologic approach. J Comput Assist Tomogr. 2009 Jan-Feb; 33(1): 32–41.

[6] Lynch JP, Weight SS, DerHovanessian A, et al. Obliterative (constrictive) bronchiolitis. Semin Respir Crit Care Med. 2012; 33: 509–532.

[7] Pappas K. Bronchiolitis and bronchial disorders in interstitial lung disease. Curr Opin Pulm Med. 2011; 17: 316–324.

[8] Visscher DW, Myers JL. Bronchiolitis: the pathologist's perspective. Proc Am Thorac Soc. 2006; 3(1): 41–47.

# 13　急性肺损伤

## 13.1　弥漫性肺泡损伤

### 13.1.1　临床表现

- 弥漫性肺泡损伤是 ALI/ARDS 的影像学及病理表现。
- 3 个临床阶段：
  - 急性渗出期：突然发病，迅速进展，非心源性肺水肿及毛细血管渗出。
  - 增殖/组织阶段：以肺"变硬"为突出表现的类固醇反应阶段。
  - 慢性阶段：部分患者将出现严重的纤维化。
- 各种病因包括肺内（感染、吸入等）和肺外/全身原因（败血症、胰腺炎、毒性等）。
- 未发现病因时，有时会被称为急性间质性肺炎（acute interstitial pneumonia, AIP）或 Hamman–Rich 综合征。

### 13.1.2　影像学

- 弥漫性或双侧斑片状磨玻璃影（ground-glass opacities, GGO）和（或）部分肺叶的早期实变，最初通常以基底层为主，表现为异质性受累（图 13.1a）。
- GGO 区域可能散布着光滑的小叶间隔增厚和小叶内线（"铺路石征"）。
- 进展至邻近肺叶可能导致弥漫性、均质性实变，伴有支气管充气征和少量胸腔积液（图 13.1b）。
- 肺血管蒂仍相对狭窄。

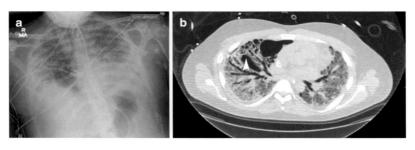

图13.1 弥漫性肺泡损伤/急性间质性肺炎。ARDS患者进行便携式胸部X射线（CXR）检查（a），然后是2天后的胸部CT检查（b）。从双肺下叶为主的异质性实变（CXR）迅速进展为弥漫性实变、结构变形和牵拉性支气管扩张。注意气压伤引起的囊性改变和定位性裂隙性气胸（箭头）

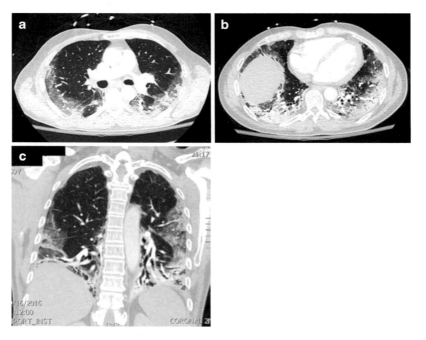

图13.2 弥漫性肺泡损伤/急性间质性肺炎。横断位胸部CT（a、b）和冠状位（c）图像显示外周GGO伴基底为主的实变和慢性组织性弥漫性肺泡损伤中的牵拉性支气管扩张

- 这种异常可能会消退或发展为具有结构变形、粗网状结构和牵拉性支气管扩张的以下叶为主的肺间质纤维化（图13.2a～c）。

### 13.1.3 支气管镜检查

- 结合影像学研究，支气管镜经支气管肺活组织检查可能获得诊断性样本（见13.1.4病理学）。

图13.3  弥漫性肺泡损伤。在急性弥漫性肺泡损伤中的肺泡间隙中可以见到弥散透明膜沉积

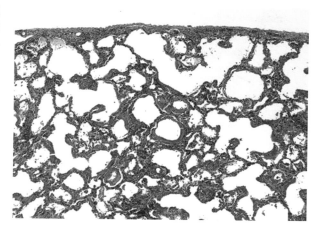

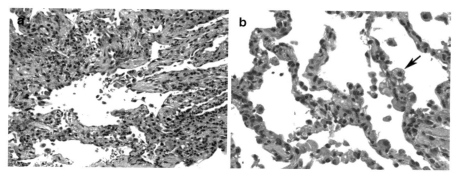

图13.4  弥漫性肺泡损伤。（a）使肺泡表面再上皮化的Ⅱ型肺泡细胞。（b）肺泡细胞可能具有泡沫状细胞质（箭头），因为它们在弥漫性肺泡损伤的增殖期分泌表面活性剂以降低表面张力

- 大气道检查的结果通常是非特异性和（或）不显著的。

## 13.1.4  病理学

### 13.1.4.1  外科病理学

- 弥漫性肺泡损伤的渗出期或急性期表现为上皮—内皮屏障破坏导致透明膜形成（图13.3）。
- 弥漫性肺泡损伤的增殖期表现为Ⅱ型肺泡细胞在肺泡表面再上皮化并分泌表面活性剂以降低肺泡表面张力（图13.4a、b）。
- 慢性弥漫性肺泡损伤的肺泡壁中同时存在肺泡细胞增殖和胶原蛋白沉积（图13.5a、b）。

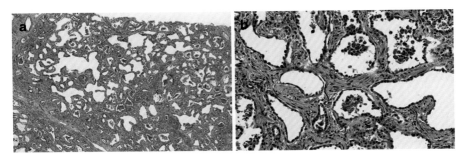

图 13.5　弥漫性肺泡损伤。（a）慢性弥漫性肺泡损伤，表现为肺泡壁内胶原蛋白的膨胀（Movat 五色染色）。（b）慢性弥漫性肺泡损伤的肺泡壁上有增殖的肺泡细胞和胶原蛋白沉积（Movat 五色染色）

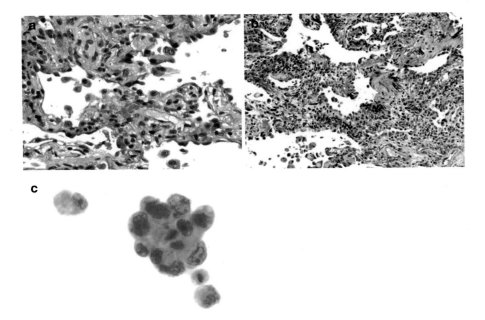

图 13.6　弥漫性肺泡损伤。（a）支气管镜活检显示急性和早期增殖期。（b）Movat 五色染色有助于凸显出弥漫性肺泡损伤的组织和慢性（胶原）阶段证据。（c）可以看到模拟腺癌的反应性肺细胞簇

- 支气管镜活检必须结合临床表现来做出诊断。
- 支气管镜活检可以显示出弥漫性肺泡损伤所有 3 个阶段的表现：
  - 急性/渗出期和早期增殖期：肺泡内纤维蛋白和 II 型肺泡细胞（图 13.6a）。
  - Movat 五色染色有助于突出弥漫性肺泡损伤的组织和慢性（胶原）阶段的证据（图 13.6b）。

### 13.1.4.2　细胞病理学

- 通常很少能通过细胞病理学标本来做出诊断，除非细胞中存在可进行诊断性的病原学证据（例如，肉芽肿或病毒包涵体；见第20～22章）。
- 可以看到类似腺癌的反应性肺细胞（图13.6c）。

### 13.1.4.3　病理学鉴别诊断

- 急性和（或）机化性肺炎。
- 急性纤维蛋白机化性肺炎。
- 其他引起急性肺损伤的病理过程（即血管炎/毛细血管炎、急性肺炎）。

### 13.1.4.4　辅助研究

- 结缔组织染色，如 Movat 五色染色、弹性染色、网状染色和三色染色，以评估组织纤维化或胶原沉积的存在。

## 13.2　机化性肺炎

### 13.2.1　临床表现

- 对不同原因的常见组织学反应包括：
  - 感染、结缔组织病和药物反应。
- 未发现病因的隐源性组织性肺炎。
- 通常是急性感染性肺炎的后遗症。
- 尽管有足够的抗生素覆盖，病灶仍可能表现为无法吸收（可能恶化）的空洞。
  - 腺癌，需与其他疾病相鉴别，包括淋巴瘤和肺腺癌。

### 13.2.2　影像学

- 肺外带出现的支气管周围实变（单侧或双侧）（图13.7）。

图13.7 机化性肺炎。胸
部CT显示肺上叶外带
（箭头）的实变和GGO。
鉴别诊断——慢性嗜酸粒
细胞性肺炎

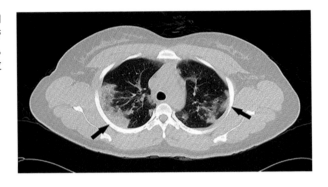

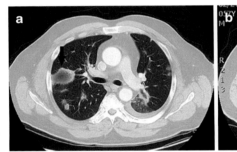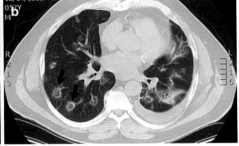

图13.8 机化性肺炎。胸部CT显示"反晕征"或"环礁"征，伴有多个双侧环状实
变（箭头）围绕中央GGO（a、b）。鉴别诊断——韦格纳肉芽肿病、毛霉菌病

图13.9 机化性肺炎。胸
部CT显示胸膜下小叶间
隔密度增高影（箭头）

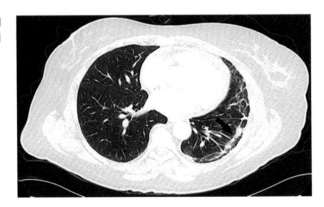

- 反晕（环礁征）——围绕中央GGO的圆形或新月形实变（图13.8a，b）。
- 沿次级肺小叶边缘的小叶周围混浊（弧形）（图13.9）。
- GGO和结节（有时GGO伴有小叶间隔增厚为表现的称为"铺路石征"）。

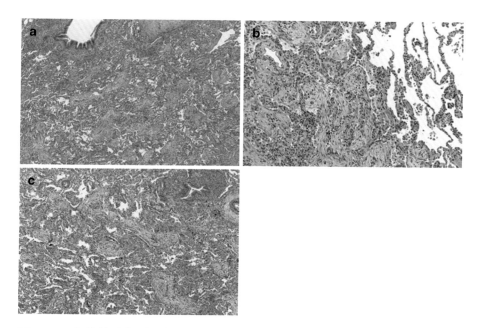

图 13.10 机化性肺炎。（ a ）组织成纤维细胞累积大部分肺泡。（ b ）常可见到成纤维细胞与肺泡巨噬细胞混合。（ c ）Movat 五色染色可用于突出（蓝色）组织（未成熟）纤维化

## 13.2.3 支气管镜检查

- 结合影像学研究，支气管镜经支气管肺活组织检查可能获得诊断性样本（见 13.2.4 病理学）。
- 气管镜检查的大体结果通常是非特异性的和（或）不显著的。

## 13.2.4 病理学

### 13.2.4.1 外科病理学

- 肺泡内组织纤维化（图 13.10a-c）。

### 13.2.4.2 小活检 / 细胞病理学

- 小活检标本中可见肺组织纤维化斑块影（图 13.11a、b）。
- 肺组织纤维化附近常可见泡沫巨噬细胞（图 13.11c）。

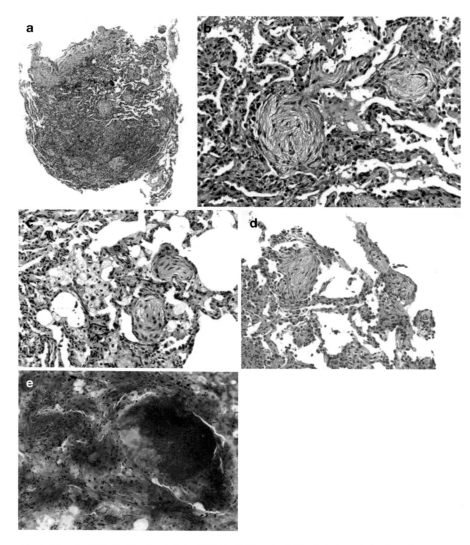

图13.11　机化性肺炎。（a）支气管镜活检显示机化性肺炎中的成纤维细胞组织栓。（b）组织纤维化集中在肺泡腔内。（c）在这些纤维黏液栓附近可以看到泡沫巨噬细胞。（d）在肺外带可以看到反应性肺细胞。（e）机化性肺炎患者细胞学标本中的组织成纤维细胞

- 可能有相邻的反应性肺炎细胞（类弥漫性肺组织损伤增值期表现）（图13.11d）。
- 在细胞病理标本中可以看到组织性纤维化的肺泡内栓塞（图13.11e）。

### 13.2.4.3　病理学鉴别诊断

- 组织弥漫性肺泡损伤（diffuse alveolar damage, DAD）。
- 部分采样的急性纤维蛋白性和机化性肺炎。

### 13.2.4.4　辅助研究

- Movat 五色染色研究突出了组织纤维化，有助于小活检标本的检出（图 13.6c）。

## 13.3　急性纤维蛋白性机化性肺炎

### 13.3.1　临床表现

- 通常在与 DAD、急性嗜酸粒细胞性肺炎（acute eosinophilic pneumonia, AEP）和急性机化性肺炎类似的临床情况中发现。
- 通常是急性或亚急性发病，伴有咳嗽和呼吸急促。
- 可能很严重并导致呼吸衰竭，但通常不如DAD严重。

### 13.3.2　影像学

- 与OP的成像参数类似，具有GGO和肺外带和支气管周围实变的表现（图13.7～图13.9）。
- 病变范围比 OP 更大，多集中在基底段，类似急性间质性肺炎（AIP）/DAD。

### 13.3.3　支气管镜检查

- 结合影像学研究，支气管镜经支气管肺活组织检查可能获得诊断性样本（见13.3.4病理学）。
- 气管镜检查的大体结果通常是非特异性的和（或）不显著的。

### 13.3.4 病理学

#### 13.3.4.1 外科病理学

- 肺泡内可见"纤维蛋白球"，无透明膜，无嗜酸粒细胞增多（图13.12）。
- 组织性纤维化斑块分散/稀少（图13.12右上角）。

#### 13.3.4.2 小活检/细胞病理学

- 如果在小活检标本中同时看到纤维蛋白和组织模式，则可以进行诊断（图13.13a、b）。
- 通常需要结合临床和影像学来确认此诊断。

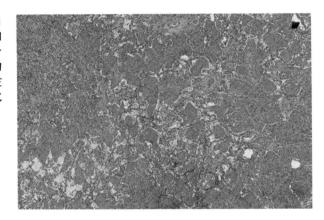

图13.12　急性纤维蛋白性机化性肺炎。在这个胸腔镜下肺活检组织的整个视野中均可见到肺泡中的"纤维蛋白球"。注意在左上角可见到组织纤维化斑块

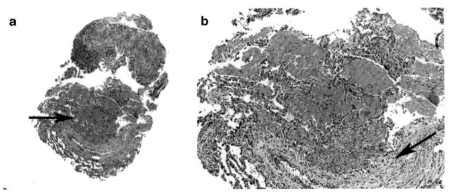

图13.13　急性纤维蛋白性机化性肺炎。（a）支气管镜活检显示肺泡内嗜酸性渗出物（箭头）。（b）在肺泡渗出液附近开始形成小块机化性肺炎（箭头）

### 13.3.4.3  病理学鉴别诊断

- 急性嗜酸粒细胞性肺炎（acute eosinophilic pneumonia, AEP）：
  - 肺泡内纤维蛋白球可见嗜酸粒细胞。
  - 经治疗后嗜酸粒细胞可能消失，病理可能与 AEOP 相似。
- 取材不佳的急性弥漫性肺泡损伤（diffuse alveolar damage, DAD）。

### 13.3.4.4  辅助研究

- Movat 五色染色可能有助于突出组织炎症/纤维化。

## 参考文献

[1] Aublanc M, Perinel S, Guérin C. Acute respiratory distress syndrome mimics: the role of lung biopsy. Curr Opin Crit Care. 2017; 23: 24–29.

[2] Beasley MB. The pathologist's approach to acute lung injury. Arch Pathol Lab Med. 2010; 134: 719–727.

[3] Beasley MB, Franks TJ, Galvin JR, et al. Acute fibrinous and organizing pneumonia: a histological pattern of lung injury and possible variant of diffuse alveolar damage. Arch Pathol Lab Med. 2002; 126: 1064–1070.

[4] Cardinal-Fernández P, Lorente JA, Ballén-Barragán A, et al. Acute Respiratory Distress Syndrome and Diffuse Alveolar Damage. New Insights on a Complex Relationship. Ann Am Thorac Soc. 2017; 14: 844–850.

[5] Elicker BM, Jones KT, Naeger DM, et al. Imaging of Acute Lung Injury. Radiol Clin N Am. 2016; 54: 1119–1132.

[6] Hughes KT, Beasley MB. Pulmonary Manifestations of Acute Lung Injury: More Than Just Diffuse Alveolar Damage. Arch Pathol Lab Med. 2017; 141: 916–922.

[7] Johkoh T, Fukuoka J, Tanaka T. Rare idiopathic intestinal pneumonias (IIPs) and histologic patterns in new ATS/ERS multidisciplinary classification of the IIPs. Eur J Radiol. 2015 Mar; 84: 542–546.

[8] Kligerman SJ, Franks TJ, Galvin JR. From the radiologic pathology archives: organization and fibrosis as a response to lung injury in diffuse alveolar damage, organizing pneumonia, and acute fibrinous and organizing pneumonia. Radiographics. 2013; 33: 1951–1975.

[9] Mukhopadhyay S, Parambil JG. Acute interstitial pneumonia (AIP): relationship to Hamman-Rich syndrome, diffuse alveolar damage (DAD), and acute respiratory distress syndrome (ARDS). Semin Respir Crit Care Med. 2012; 33: 476–485.

[10] Roberton BJ, Hansell DM. Organizing pneumonia: a kaleidoscope of concepts and morphologies. Eur Radiol. 2011; 21: 2244–2254.

[11] Torrealba JR, Fisher S, Kanne JP, et al. Pathology-radiology correlation of common and uncommon computed tomographic patterns of organizing pneumonia. Hum Pathol. 2018; 71: 30–40.

# 14 常见间质性肺炎

## 14.1 一般临床表现

- 一组导致肺纤维化的特发性间质性肺炎（idiopathic interstitial pneumonias, IIP）。
- 美国胸科学会/欧洲呼吸学会（The American Thoracic Society/European Respiratory Society, ATS/ERS）推荐6种主要类型。
    - 特发性肺间质纤维化（idiopathic pulmonary fibrosis, IPF/UIP）
    - 特发性非特异性间质性肺炎（idiopathic nonspecific interstitial pneumonia, NSIP）
    - 呼吸性细支气管炎-间质性肺病（respiratory bronchiolitis-interstitial lung disease, RB-ILD）
    - 脱屑性间质性肺炎（desquamative interstitial pneumonia, DIP）
    - 隐源性机化性肺炎（见第13章）
    - 急性间质性肺炎（见第13章）
- 每个实体的诊断都强调需要由临床医生、放射科医生和病理学家组成的多学科团队协作。
- 在某些患有结缔组织病的患者或虽不符合特定结缔组织病的诊断标准，但具有潜在自身免疫过程的症状或体征、阳性血清学标志物的特发性间质性肺炎患者病理中发现了结缔组织相关性肺间质病变。

## 14.2 常见间质性肺炎

### 14.2.1 临床表现

- 与特发性肺纤维化（IPF）相关的特定外科病理学表现。

- 可能是特发性的或与疾病、药物和暴露有关，包括：
  - 结缔组织病（connective tissue disease, CTD）
  - Hermansky–Pudlak综合征
  - 石棉沉积症
  - 家族遗传

    TERC、TERT、SPC基因的基因突变。
- 特发性疾病通常发生在以下临床情况中：
  - 65岁以上的老年人
  - 白种人
  - 男性
  - 胃食管反流病史
  - 吸烟史
- IPF是所有IIP中预后最差的。
- 最近的抗纤维化药物被证实可有效控制疾病。

### 14.2.2　影像学

- HRCT观察到"蜂窝状改变"可明确诊断为间质性肺炎（UIP）。
  - 双侧胸膜下、基底段为主、网格影、蜂窝状伴或不伴牵拉性支气管扩张且无其他不一致的体征（上肺或中肺为主、支气管血管周围分布、广泛的磨玻璃改变、多发结节、离散性囊肿、镶嵌性/空气滞留和固结）可诊断UIP（图14.1a）。

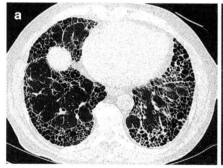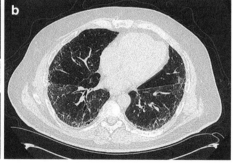

图14.1　常见的间质性肺炎。胸部CT扫描（**a**）间质性肺炎，双肺胸膜下、基底部分典型的多层蜂窝囊状伴网格影和牵拉性支气管扩张。（**b**）间质性肺炎可能，伴有胸膜下、基底层主要的网格影，很少或没有蜂窝影和（或）牵拉性支气管扩张。请注意：两个图中都没有与UIP不一致的特征

图14.2 合并肺纤维化和肺气肿。肺气肿以上叶为主；胸膜下区域（和基底）呈网格影和蜂窝影

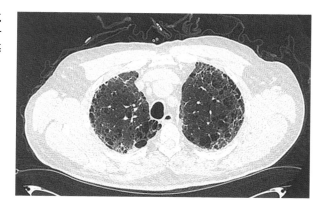

图14.3 间质性肺炎患者单侧左肺移植术后。原有右肺中以基底层为主的粗大网格影伴牵拉性支气管扩张。注意2枚左侧胸腔引流管

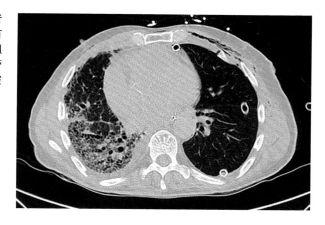

- 双侧胸摸下和基底段网状结构没有其他不一致表现表明可能是间质性肺炎（图14.1b）。
- "蜂窝状"囊肿通常为2 ～ 10 mm，厚壁，聚集在胸膜下区域。
- 特征分布的蜂窝状结构对于UIP的组织学诊断具有90% ～ 100% 的阳性预测值（positive predictive value, PPV）。
- 在肺气肿患者中发现了UIP合并肺纤维化和肺气肿（combined pulmonary fibrosis and emphysema, CPFE）（图14.2）。
- UIP患者可以进行单次肺移植（图14.3）。

## 14.2.3 支气管镜检查

- 通常在临床表现不典型时进行气管镜检查，以排除可能在临床上类似于UIP的其他浸润性肺部疾病。

- 恶性肿瘤：腺癌和淋巴瘤
- 感染：细菌
- UIP 的支气管镜检查显示非特异性气道改变。
- 如果进行了支气管镜活检，就活检的位置（肺叶、肺段）进行多学科讨论可能有助于优化诊断率。
  - 冷冻活检是一种支气管镜技术，可获取更大的组织标本，可能在某些存在胸腔镜下肺活检禁忌证的患者中有用（见 14.2.4 病理学）。

### 14.2.4　病理学

#### 14.2.4.1　外科病理学

- 病理诊断需要 3 个特征。
  - 具有外周小叶分布的片状纤维化（图 14.4a）。

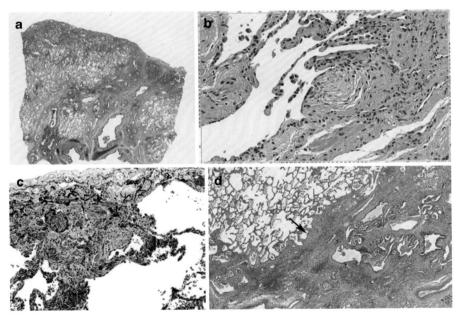

图 14.4　常见的间质性肺炎。肺切除标本（**a**）斑片状纤维化。（**b**）成纤维细胞增殖的焦点，显示了覆盖在肺泡表面的成纤维细胞。（**c**）Movat 五色染色可能有助于突出 UIP 中未成熟的成纤维细胞增殖。（**d**）蜂窝状改变显示纤维化小叶（右侧）具有重塑的气腔和非纤维化肺（左侧），中间区域包含成纤维细胞病灶（箭头）

- 成纤维病灶（图14.4b、c）。
- 蜂窝状改变（图14.4d）。

### 14.2.4.2　小活检/细胞病理学

- 支气管镜下活检主要用于排除其他浸润性肺部疾病，因为气管镜下活检组织较少，通常不足以确定UIP的诊断。
- 在适当的情况下进行冷冻活检（多学科讨论）可能有所帮助（图14.5a、b）。
- 细胞病理学特征是非特异性的，通常由肺泡巨噬细胞和（或）淋巴细胞组成。
- 其他诊断（恶性肿瘤、肉芽肿/巨细胞）的证据有助于排除UIP。

### 14.2.4.3　病理学鉴别诊断

- 慢性过敏性肺炎
- 特发性间质性肺炎
- 表现为蜂窝状改变的弥漫性肺泡损伤

### 14.2.4.4　辅助研究

- Movat五色染色可能有助于突出成纤维细胞病灶（图14.4c）。

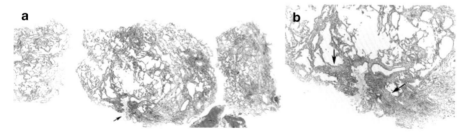

图14.5　常见的间质性肺炎。冷冻活检。（a）片状纤维化和蜂窝状改变的早期证据（箭头）。（b）成纤维细胞病灶（箭头）与早期蜂窝状改变相邻，有助于UIP的明确诊断

## 14.3 非特异性间质性肺炎（NSIP）

### 14.3.1 临床表现

- IIP的形式通常见于较为年轻的人群（40～60岁）。
- 常见于以下情况中：
  - 结缔组织病（connective tissue disease, CTD）——最常见
  - 特发性
  - 药物反应
- 组织病理学有两种不同亚型：细胞型和纤维化型。
  - 纤维化型NSIP

    最常见，预后较差甚至更差
  - 细胞型NSIP

    预后较好，不常见

### 14.3.2 影像学

- 主要集中在双肺下叶对称性磨玻璃影（最常见的表现）（图14.6a）。
- 主要表现为双肺下叶不规则网格影伴牵拉性支气管扩张（75% 病例）（图14.6b）。
- 胸膜下区域相对正常具有特征性，可以将 NSIP 与 UIP 区分开来（图 14.6a、b）。

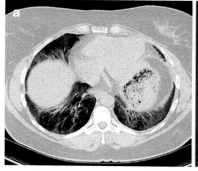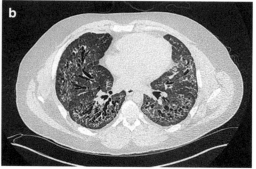

图14.6　非特异性间质性肺炎。胸部CT扫描。（a）细胞型NSIP 中以双肺下叶为主的斑片影级支气管周围 GGO。（b）纤维化NSIP 中以下叶为主的支气管周围网格影、GGO 和牵拉性支气管扩张。注意在 NSIP 的两种亚型中，胸膜下结构均相对正常

- 如果存在支气管周围实变可能代表OP模式并提示可能存在结缔组织疾病。
- 起初蜂窝状改变很少或没有，但可能会随着肺纤维化的进展而发展。

### 14.3.3 支气管镜检查

- 支气管镜检查在IIP中的作用有限（见上文UIP）。

### 14.3.4 病理学

#### 14.3.4.1 外科病理学

- 分为细胞亚型或纤维化亚型：
  - 细胞亚型（30%的病例）：肺泡间隔弥漫性浸润（图14.7a）。
    可以看到机化性肺炎的病灶（图14.7b）。
    - 淋巴细胞聚集和（或）生发中心可能提示为CTD（图14.7b）。
  - 纤维化亚型（70%的病例）：
    弥漫性胶原型纤维化逐渐取代炎性浸润（图14.8）。
    任何程度的纤维化都使NSIP成为纤维化亚型：
    - 蜂窝状改变不常见，但偶尔可以看到。

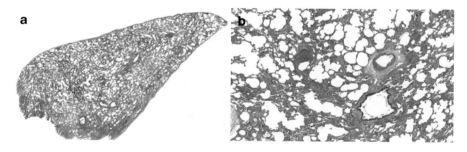

图14.7 非特异性间质性肺炎。细胞型。胸腔镜下肺活检（a）弥漫性细胞浸润，无纤维化迹象。（b）肺泡间隔的弥漫性淋巴细胞浸润和散在的淋巴聚集体

图14.8　非特异性间质性肺炎。纤维化型。肺切除标本。纤维化导致肺泡间隔弥漫性增厚，可见淋巴聚集体散布于各处

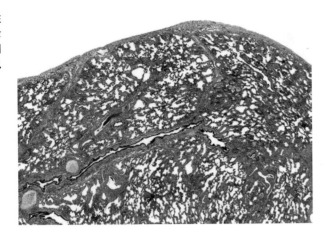

### 14.3.4.2　小活检/细胞病理学

- 支气管镜活检可能有慢性间质性肺炎或轻度间质纤维化，但结果是非特异性的。
- 细胞病理学标本是非特异性的（见上文 UIP）。

### 14.3.4.3　病理学鉴别诊断

- 慢性过敏性肺炎
- 取材不佳的 UIP

### 14.3.4.4　辅助研究

- Movat 五色染色可能有助于在纤维化的早期阶段识别胶原蛋白沉积（图14.4c）。

## 14.4　呼吸性细支气管炎–间质性肺病/脱屑性间质性肺炎

### 14.4.1　临床表现

- 是由吸烟引起的肺部疾病。
  - 呼吸性细支气管炎（见第12章）
  - 脱屑性间质性肺病

- 见于吸烟者，已知由吸烟引起（并非真正特发性）。
- 是一个排他性的诊断。对于具有间质性肺病的临床表现和影像学证据，且没有其他诱发因素的吸烟者，可诊断为该疾病。
- 脱屑性间质性肺炎可见于吸烟者，但也可见于其他对肺有害的环境因素。
  - 与呼吸性细支气管炎伴间质性肺病（RB-ILD）相比，下叶和炎症症状更多。
  - 有些人可能认为它对类固醇治疗有反应。

### 14.4.2 影像学

- 呼吸性细支气管炎（RB）和RB-ILD在成像上无法区分。
  - 双肺上叶的边界不清的小叶中心磨玻璃结节（见第 12 章）。
  - DIP具有弥漫性轻度GGO，主要位于双肺的外周基底部分（图 14.9）。

### 14.4.3 支气管镜检查

- 支气管镜检查与 RB 相似，没有特异性，行支气管镜下活检和支气管肺泡灌洗以排除 ILD 的其他原因。

图 14.9 脱屑性间质性肺炎。胸部CT扫描。胸部CT 是双肺基底节区存在弥漫性磨玻璃影

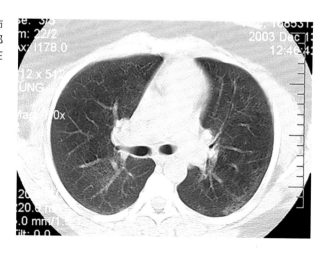

### 14.4.4　病理学

#### 14.4.4.1　外科病理学

- 大量带有色素的肺泡巨噬细胞以小气道为中心扩散至肺泡中（图14.10）。
- 可伴有与吸烟有关的间质纤维化（smoking-related interstitial fibrosis, SRIF），这是一种临床意义不确定的肺泡间隔中的玻璃样纤维化（图14.11）。
- DIP的所有肺泡腔内均具有大量带有色素的巨噬细胞（图14.12a）。
  - 也有更急性的炎症改变，包括嗜酸粒细胞和中性粒细胞，周围间质可能有淋巴细胞聚集（图14.12b）。

图14.10　呼吸性细支气管炎–间质性肺病。呼吸性细支气管炎–间质性肺病的组织学与RB相似，但在临床疾病中，呼吸性细支气管炎–间质性肺病肺泡巨噬细胞浸润可能更明显，可从小气道延伸至周围的肺泡腔

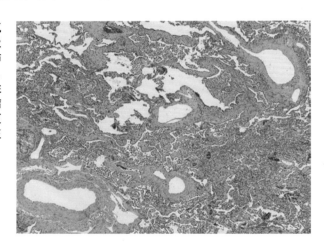

图14.11　吸烟相关的间质纤维化。肺叶切除术标本。伴随RB-ILD出现的透明化纤维化（Movat五色染色）

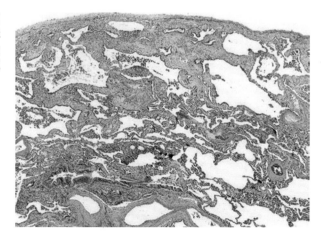

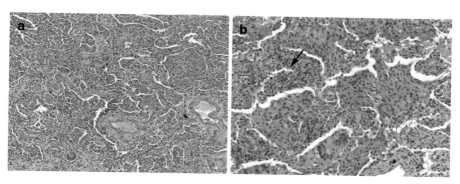

图 14.12 脱屑性间质性肺炎。肺切除术标本。（a）明显的巨噬细胞浸润整个肺泡腔。（b）可见急性炎症细胞浸润，包括嗜酸粒细胞（箭头）

#### 14.4.4.2 细胞病理学

- RB-ILD 和脱屑性间质性肺炎（DIP）中均可见大量带有色素的肺泡巨噬细胞。
- 嗜酸粒细胞和（或）中性粒细胞通常见于 DIP。

#### 14.4.4.3 病理学鉴别诊断

- RB。
- 有色素巨噬细胞的肺瘀血。

#### 14.4.4.4 辅助研究

- Movat 五色染色可能有助于突出透明化纤维化区域（图 14.11）。

## 参考文献

[1] Hodnett PA, Naidich DP. Fibrosing interstitial lung disease: a practical high-resolution computed tomography-based approach to diagnosis and management and a review of the literature. Am J Respir Crit Care Med. 2013; 188: 141–149.

[2] Kumar A, Cherian SV, Vassaillo, et al. Current concepts in pathogenesis, diagnosis and management of smoking-related interstitial lung diseases. Chest. 2018; 154: 394–408.

[3] Lederer DJ, Martinez JF. Idiopathic pulmonary fibrosis. N Engl J Med. 2018; 378: 1811–1823.

[4] Mira-Avendan I, Abril A, Burger CD, et al. Interstitial lung disease and other pulmonary manifestations in connective tissue diseases. Mayo Clin Proc. 2019; 94: 309–325.

[5] Smith ML. Update on pulmonary fibrosis: not all fibrosis is created equally. Arch

Pathol Lab Med. 2016; 140: 221−229.

[6] Travis WD, Hunninghake G, King TE Jr, et al. Idiopathic nonspecific interstitial pneumonia: report of an American Thoracic Society project. Am J Respir Crit Care Med. 2008; 77: 1338−1347.

[7] Travis WD, Costabel U, Hansell DM, et al. An Official American Thoracic Society/European Respiratory Society statement: update of the international multidisciplinary classification of the idiopathic interstitial pneumonias. Am J Respir Crit Care. 2013; 188: 733−748.

# 15 其他间质性肺疾病

## 15.1 过敏性肺炎

### 15.1.1 临床表现

- 易感个体吸入环境中的抗原（有机或无机）导致肺部炎症和（或）纤维化的间质性肺病。
- 过敏性肺炎（hypersensitivity pneumonitis, HP）的3种临床类型：
    - 急性HP：
        短期
        高水平暴露
        数小时内出现症状
    - 亚急性HP：
        间歇性
        高水平暴露
        数天/数周后出现症状
    - 慢性HP：
        连续的
        低水平暴露
        暴露后潜伏期可达数周/数月

### 15.1.2 支气管镜检查

- 非特异性支气管镜图像。

图15.1 亚急性过敏性肺炎。胸部CT扫描。边界不清的小叶中心结节和斑片状 GGO ，与正常／透明的肺实质交替出现（马赛克征）。基于此影像的鉴别诊断是呼吸性细支气管炎

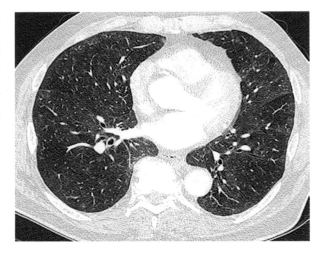

- 支气管镜经支气管肺活组织检查用于排除其他可能与 HP 相似的浸润性肺部疾病（例如：浸润性肿瘤，如腺癌、淋巴瘤）。

### 15.1.3 影像学

- 急性HP：
  - 类似肺水肿表现
- 亚急性HP（图15.1和图15.2a–e）：
  - 磨玻璃结节影
  - 小叶中心结节
  - 马赛克衰减征象（吸气）
  - 气体潴留（呼气）
- 慢性HP（图15.3）：
  - 网格影
  - 在急性HP表现的基础上合并牵拉性支气管扩张
- HP对比UIP和NSIP：
  - 阻塞（马赛克征、空气潴留）与限制（网状影）征象的组合
  - 低衰减、正常衰减和高衰减同时存在（头冻奶酪征 "headcheese sign"）
  - 分布（头尾向）：扫描上叶及中叶；常剩余肺底部
  - 分布（轴向）：外周和（或）支气管血管周围；胸膜下保留不是特征性表现

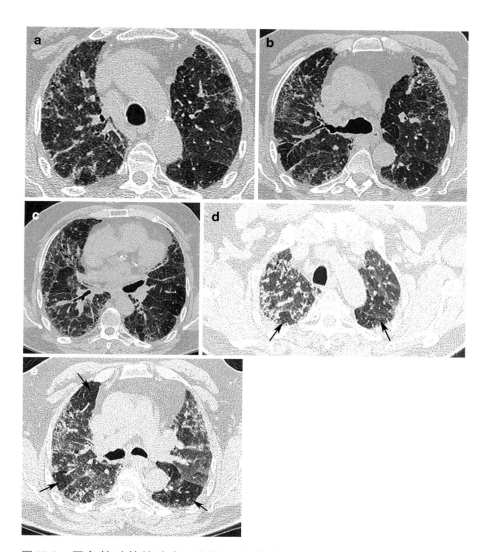

图 15.2　亚急性过敏性肺炎。胸部CT扫描。（**a–c**）通过上（a）、中（b）和下（c）肺部吸气相HRCT显示，在GGO基础上合并的片状轻度网格影、微小的小叶中心结节以及双肺中密度和血管分布减少的小叶区域。（**d、e**）通过上（d）和中（e）肺部的呼气相HRCT图像显示空气潴留（箭头）

图15.3 慢性过敏性肺炎。胸部CT扫描。在慢性HP患者中，主要在上肺（基底部不受影响）的牵拉性支气管扩张的粗大网格影。对此的鉴别诊断可能包括结节病。这些表现不是典型的UIP/NSIP

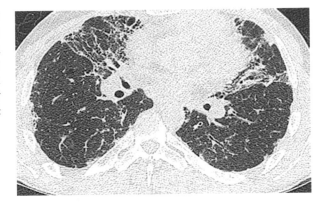

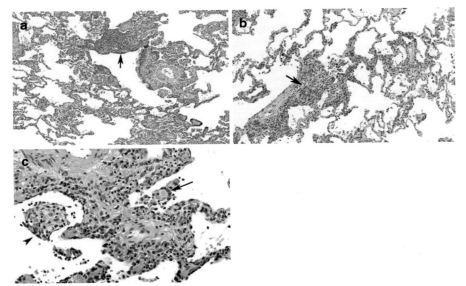

图15.4 过敏性肺炎。胸腔镜下肺活检。（a）慢性淋巴细胞性细支气管炎（箭头）伴斑片状淋巴细胞间质浸润和散在的巨细胞或肉芽肿是过敏性肺炎病理学中的特征性三联征。（b，c）巨细胞（箭头）和（或）肉芽肿（箭头）的数量不同；后者是由组织细胞聚集体组成的病理状态

## 15.1.4 病理学

### 15.1.4.1 外科病理学

- 病理学特点（图15.4a–c）：
  - 慢性淋巴细胞性细支气管炎
  - 伴有淋巴细胞和浆细胞的斑片状慢性间质性肺炎
  - 巨细胞或肉芽肿，主要分布于细支气管周围和肺间质

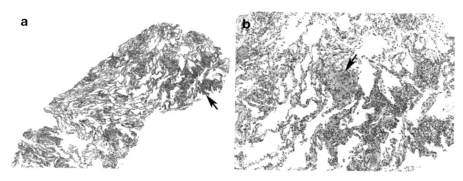

图 15.5   过敏性肺炎。经胸穿刺活检。（ a ）活检标本可见病理特征；（ a ）低倍镜显示斑片状间质浸润（ 箭头 ），（ b ）高倍镜显示间质巨细胞（ 箭头 ）

- 可通过支气管镜或穿刺活检标本进行诊断（ 图 15.5a、b ）。

### 15.1.4.2   病理学鉴别诊断

- 吸入性肺炎：
  - 以气道为中心的巨细胞浸润，通常带有异物/食物。
  - 更常见的特征为中性粒细胞浸润。·
- 感染：真菌和分枝杆菌。
  - 巨细胞/肉芽肿更加以气道为中心，可能伴有坏死。
- 药物反应：
  - 嗜酸粒细胞比 HP 多。

### 15.1.4.3   辅助研究

- 应进行组织有机体染色以排除感染。
- 偏振可能揭示双折射材料是导致过敏性肺炎的一种可能的病因。

## 15.2   结节病

### 15.2.1   临床表现

- 形成非坏死性肉芽肿的慢性多系统疾病。
- 90% 的患者有肺和（ 或 ）胸部淋巴结受累。
- 皮肤受累很常见。

- 更常见于：
  - 40 岁以下人群
  - 非洲裔美国人

## 15.2.2　支气管镜检查

- 支气管镜下结节病的表现：
  - 由于纵隔淋巴结肿大导致隆突外展（图 15.6a）。
  - 由于黏膜中存在肉芽肿而造成的气管黏膜鹅卵石样增生（图 15.6b）。
  - 严重时可同时出现纤维化性纵隔炎和支气管狭窄伴网格表现和瘢痕，导致气道阻塞（图 15.6c）。
  - 即使存在肺实质和肺外表现，支气管镜下表现也可能是正常的。

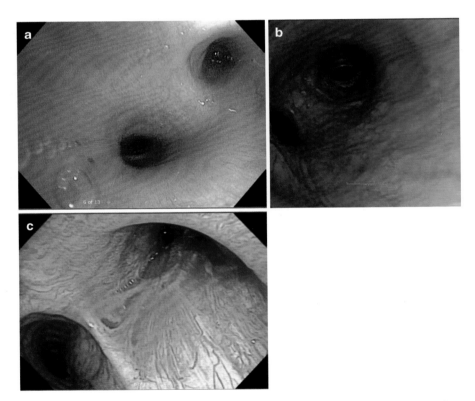

图 15.6　结节病。支气管镜图像。（a）隆突可能会被下方肿大的纵隔淋巴结压迫而外展。（b）支气管黏膜表面的白色小结节，是结节病累及气道的特征。（c）慢性结节病可能导致近端气道变形，并伴有网状表现和瘢痕

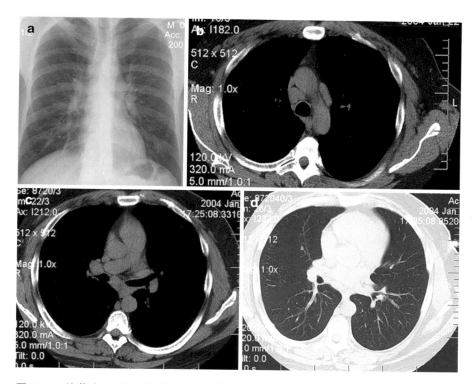

图15.7　结节病。1期影像学。(**a**)胸部正位片。1期，对称性双侧肺门淋巴结肿大，肺正常。(**b**、**c**)CT纵隔窗。双侧肺门以及右侧气管旁、隆突下淋巴结轻度肿大。(**d**)CT肺窗。肺部无明显异常

- 支气管肺泡灌洗、支气管内超声引导下经支气管穿刺活检/抽吸以及支气管内和经支气管肺活组织检查的联合通常可以发现非坏死性肉芽肿。
  - 这一发现结合患者临床表现可证实结节病的诊断。

## 15.2.3　影像学

- 胸片分期系统（50年前的Siltzbach分期将结节病分为0～4期），目前仍在使用；可评估患者预后。
  - 0期：无影像学异常（5%的患者）
  - 1期：局限于胸腔的淋巴结增大（50%的患者）（图15.7a–d）
  - 2期：淋巴结肿大伴肺浸润（25%～30%的患者）（图15.8a–c）

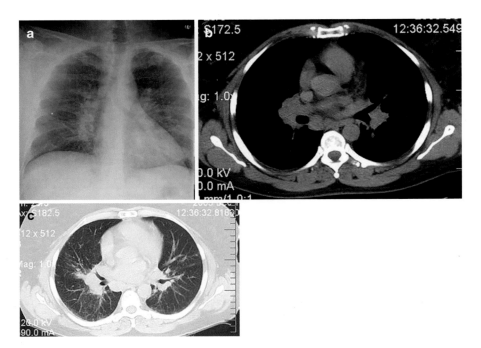

图15.8　结节病。2期影像学。(a)胸部正位片。双侧对称性肺门淋巴结肿大伴肺门周围网状阴影。(b)胸部CT纵隔窗影像证实双侧肺门和隆突下淋巴结肿大。(c)胸部CT肺窗影像。双肺支气管血管周围微小结节影

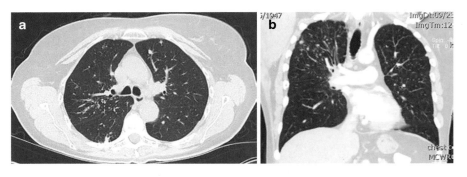

图15.9　结节病。3期影像学：(a，b)横断位胸部CT(a)和冠状位胸部CT(b)图像显示上肺多个沿双肺支气管和血管分布的2～4 mm结节

- 3期：仅见肺部浸润（无淋巴结肿大）（10%～12%的患者）（图15.9a，b）
- 4期：晚期肺纤维化（5%的患者）（图15.10a，b）
- HRCT肺对于区分肺活动性炎症（可逆）和纤维化（不可逆）非常敏感。

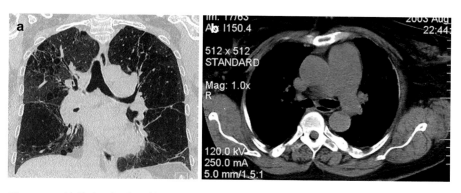

图15.10 结节病。（a）冠状位图像显示双肺上叶纤维化和牵拉性支气管扩张。注意双侧肺门饱满以及由于上肺瘢痕牵拉到质肺门向上收缩。双肺可见肺气肿和囊性改变。（b）轴位纵隔窗图像显示肺动脉高压伴主肺动脉和中央肺动脉扩张（导致肺门饱满）

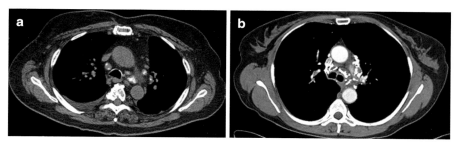

图15.11 结节病。胸部淋巴结钙化。胸部CT。（a）软的或云状钙化通常被称为"糖霜"型。（b）称为"蛋壳"型的周边钙化的致密边缘

- 对称性双侧肺门 +/− 纵隔（通常为右侧气管旁）淋巴结肿大 95%。
  - 钙化很常见（图15.11a、b）。
- 结节的纤维化改变和融合是末期结节病的影像证据（图15.12和图15.13）。

## 15.2.4 病理学

### 15.2.4.1 外科病理学

- 沿淋巴分布的形态良好的肉芽肿（图15.14）。
- 支气管血管区域的肉芽肿可形成黏膜结节（图15.15）。
  - 另见支气管镜图像（图15.6b）。

图 15.12　结节病。末期。双肺上叶结节病纤维囊性改变伴左肺上叶真菌球（箭头）

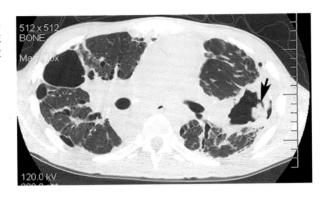

图 15.13　结节病。双肺上叶（箭头）中的多个小结节融合形成较大结节，类似于"星系"改变

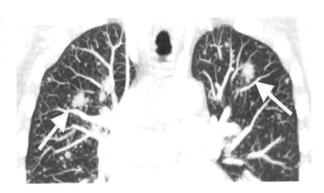

图 15.14　结节病。胸腔镜下肺活检。沿淋巴分布的累及肺的形态良好的肉芽肿，包括胸膜（尖头）、小叶间隔和支气管血管区（箭头）

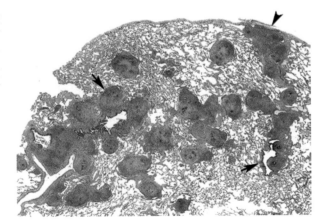

- 在活检标本中可以看到沿淋巴分布（图 15.16）。
- 肉芽肿可以融合并发生纤维化并形成结节（图 15.17）。
- 慢性终末期结节病具有玻璃样纤维化，仅有散在的、小的残留肉芽肿（图 15.18）。

图 15.15 结节病。胸腔镜下肺活检。累及支气管血管气道的形态良好的肉芽肿可导致支气管镜检查中所看到的黏膜下结节（箭头）（图 15.6）

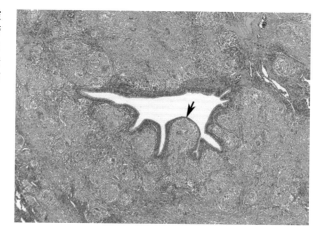

图 15.16 结节病。经支气管肺活组织检查。经支气管肺活组织检查可见沿淋巴分布的形态良好的肉芽肿，提示结节病

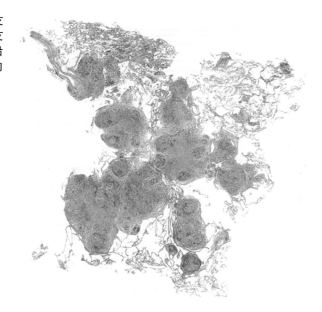

### 15.2.4.2 细胞病理学

- 由黏性纺锤体和上皮样巨噬细胞组成的非坏死性微小肉芽肿（图 15.19）。
- 伴随单核性慢性炎症细胞。

图15.17　结节病。胸腔镜下肺活检。肉芽肿和纤维化可能合并成结节，称为"结节性结节病"

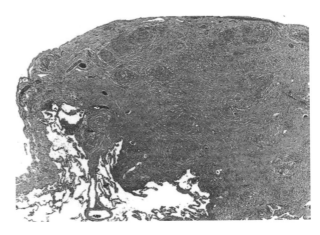

图15.18　结节病。肺切除活检。终末期结节病有明显的玻璃样纤维化，可能有非常少的小肉芽肿和（或）巨细胞（箭头）

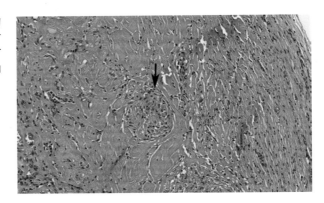

### 15.2.4.3　病理学鉴别诊断

- 真菌和分枝杆菌感染。
  - 感染性肉芽肿以气道为中心；而结节病沿淋巴分布。
  - 铍中毒：
    病理学与以沿淋巴分布位的肉芽肿位特征的结节病非常相似。
    - 现病史中职业暴露史是必不可少的。
  - 肉芽肿性淋巴细胞间质性肺病（granulomatous-lymphocytic interstitial lung disease, GLILD）：GLILD有更多浸润性。
    慢性淋巴浆细胞浸润。
    需要进行免疫学检查来证明GLILD的免疫缺陷。

图 15.19 结节病。细胞学直接涂片（巴氏染色）。诊断肉芽肿所需的黏性纺锤体和上皮样巨噬细胞；背景中可见散在的淋巴细胞

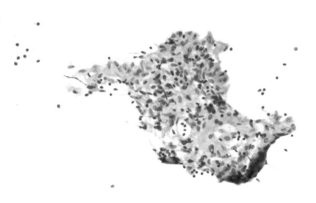

#### 15.2.4.4 辅助研究

- 组织有机体染色对于排除真菌或分枝杆菌感染很重要。
- 淋巴细胞增殖试验在铍中毒中呈阳性，在结节病中呈阴性。

## 15.3 朗格汉斯细胞组织细胞增生症

### 15.3.1 临床表现

- 与吸烟有关的间质性肺病。
- 在年轻人（20 ~ 40 岁）中更常见。
- 常见临床征为咳嗽伴呼吸困难。
- 治疗是戒烟。

### 15.3.2 影像学

- 上肺和中肺结节（早期）以及囊腔（晚期）的组合（图 15.20a、b 和图 15.21）：
  - 结节——小叶中心 / 支气管周围，边缘不规则，可以形成空洞或发生囊性变化。
  - 囊腔——最初为 < 1 cm 的厚壁囊腔，后来由于囊腔聚结而使囊壁变薄、变大、形状怪异。

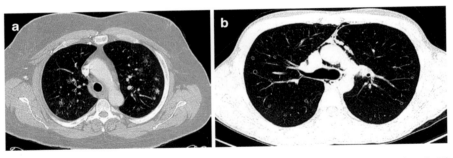

图 15.20　朗格汉斯细胞组织细胞增生症。胸部 CT 扫描。( a ) 双肺上叶多发不规则小叶中心结节和光滑的支气管壁增厚。( b ) 无症状患者的囊腔破裂导致的纵隔气肿（ 箭头 ）。注意多个薄壁小囊腔

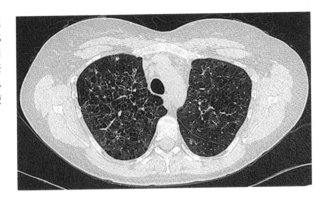

图 15.21　朗格汉斯细胞组织细胞增生症。胸部 CT 扫描。肺上叶多处相对薄壁、形状不规则的囊性改变，伴有不规则的小叶中心结节和支气管壁增厚

　　- 多不累及肺底部以及肺尖和舌叶（非非常晚期的严重纤维化）。

　　- 10% ～ 25% 的自发性气胸或纵隔气肿是由于囊腔破裂。

### 15.3.3　病理学

#### 15.3.3.1　外科病理学

- 朗格汉斯细胞和其他炎症细胞在小气道中积聚，形成小的炎性结节（图 15.22a、b ）。

　　- 嗜酸粒细胞和朗格汉斯细胞（树突组织细胞）是主要细胞。

- 炎症进展导致具有特征性星状形态的纤维化瘢痕（图 15.23 ）。

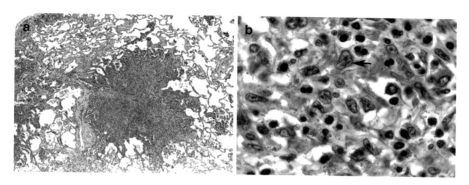

图 15.22 朗格汉斯细胞组织细胞增生症。胸腔镜下肺活检。（a）LCH的炎性结节有一个结节状中心，周围可见更多星状损害浸润，使气道阻塞。（b）朗格汉斯细胞（箭头）有细长的细胞核；活动性LCH病变中可见嗜酸粒细胞

图 15.23 朗格汉斯细胞组织细胞增生症。胸腔镜下肺活检。LCH星状纤维化。肺周有肺气肿改变，这些是这个病的特征性改变

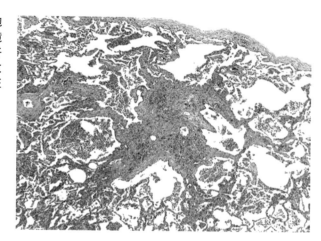

- 囊腔的形成是由于肺外带的肺气肿、小叶中心烟雾和亚急性纤维化所致。
- 可以通过免疫组织化学染色对活检标本进行朗格汉斯细胞诊断（图15.24a、b）。

### 15.3.3.2 细胞病理学

- 通过支气管镜涂片可以看到明显的朗格汉斯细胞浸润（图15.25）。

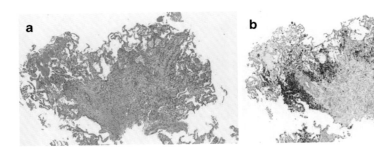

图15.24　朗格汉斯细胞组织细胞增生症。经支气管肺活组织检查。（a）外周细胞数量增加的炎症性瘢痕。（b）CD1a 的免疫组织化学染色突出了活检中的朗格汉斯细胞，确认了LCH的诊断

图15.25　朗格汉斯细胞组织细胞增生症。细胞学直接涂片（巴氏染色）。朗格汉斯细胞的聚集体，具有不规则凹槽和精细染色质图案的错综复杂的细胞核。背景中可见分散的中性粒细胞

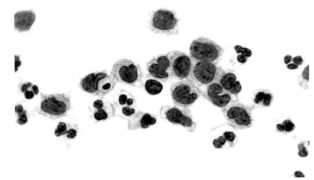

### 15.3.3.3　病理学鉴别诊断

- 呼吸性细支气管炎。
- 细胞 LCH 可有明显的嗜酸粒细胞浸润，类似于早期嗜酸粒细胞肺炎。
- 单纯尘肺中的尘斑。
- 具有反应性肺细胞的 LCH 瘢痕可能类似于非典型肺泡增生（atypical alveolar hyperplasia, AAH）及原位腺癌。

### 15.3.3.4　辅助研究

- CD1a 和 S100 的免疫组织化学研究将突出朗格汉斯细胞。
    - CD1a 和 S100 上肺泡巨噬细胞呈阴性，有助于区分 RB 和其他富含巨噬细胞的病变。

## 15.4　肺泡蛋白沉积症

### 15.4.1　临床表现

- 好发于40～50岁男性。
- 部分患者发病与自身免疫机制有关。
  - 检测循环中的抗粒细胞和巨噬细胞集落刺激因子（anti-granulocytic-macrophage colony-stimulating factor, GM-CSF）自身免疫抗体具有诊断意义。
  - 这说明补充GM-CSF治疗可能是有效的。
- 逐渐出现并进行型加重的呼吸困难、咳嗽和疲劳。
- 先天性肺泡蛋白沉积症见于控制正常表面活性剂产生的基因（包括表面活性剂蛋白B）突变的婴儿。
- 职业因素（灰尘、铝等）可能是后天性肺泡蛋白沉积症的病因。
- 标准疗法是全肺灌洗，但疗效不一。

### 15.4.2　支气管镜检查

- 气管镜下可见非特异性的泡沫状分泌物，但不易通过简单的抽吸清除（图15.26a、b）。
- 该疾病的诊断需要使用BAL进行临床放射学评估，有时还需要进行肺活检。
- 必须送检BAL以评估是否存在任何致病因素或相关感染。

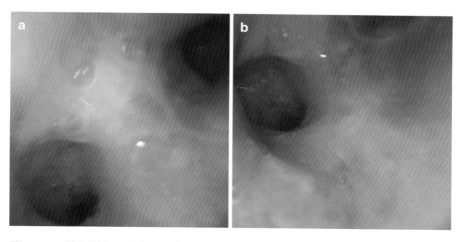

图15.26　肺泡蛋白沉积症。支气管镜图像。（a）大气道中泡沫状分泌物。（b）抽吸后仍有分泌物，提示PAP

图15.27　肺泡蛋白沉积症。胸部CT扫描。GGO叠加光滑的小叶间隔增厚和小叶内线（铺路石征）。多角形表现提示正常和异常实质之间的明显分界

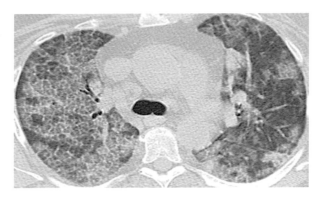

- 在大多数情况下，仅BAL就足以做出诊断。
- 混浊、乳白色的灌洗液。
- 经支气管活检的检出率可能略有增加。

### 15.4.3　影像学

- 影像学特异性改变是HRCT上的"铺路石征"（图15.27）。
  - 散在或弥漫的GGO叠加光滑的小叶间隔增厚和小叶内线形成多角形表现。

    这种表现是非特异性的，其他多种原因也可形成这种改变，包括：
    - 感染（PJP）、恶性肿瘤（黏液腺癌）、结节病、NSIP、OP、外源性类脂性肺炎、肺水肿、肺出血综合征和急性呼吸窘迫综合征（acute respiratory distress syndrome, ARDS）

### 15.4.4　病理学

#### 15.4.4.1　外科病理学

- 肺泡腔内充满嗜酸性小体（图15.28a、b）。
- PAS染色阳性（图15.28c）。
- 肺泡间隔正常。
- 在病变边缘可见泡沫巨噬细胞。
- 可以通过支气管针吸活检进行诊断（图15.29a、b）。

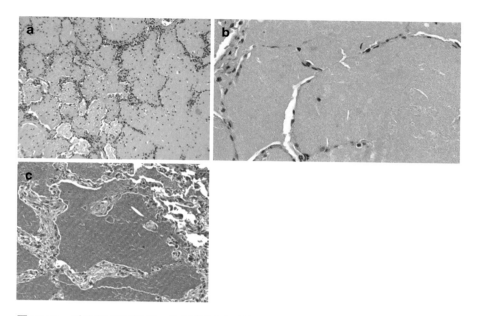

图15.28 肺泡蛋白沉积症。胸腔镜下肺活检。( a ) 嗜酸性小体充满整个肺泡组织的肺泡腔。( b ) 嗜酸性小体为非常细小的肉芽肿,肺泡壁正常,无炎症。( c ) 嗜酸性小体的PAS染色阳性

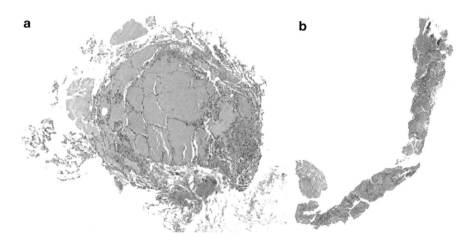

图15.29 肺泡蛋白沉积症。经支气管肺活组织检查 ( a ) 和 支气管针吸活检 ( b ) 可获得足够的组织来诊断PAP

### 15.4.4.2 细胞病理学

- 低细胞度涂片主要是颗粒碎片(图15.30)。
- 背景中可能存在泡沫巨噬细胞和慢性炎症细胞。

图 15.30　肺泡蛋白沉积症。大量形状不规则的细胞外颗粒及球状物质，巴氏染色通常呈蓝绿色

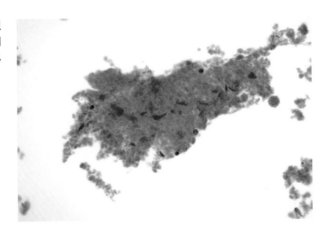

- 粒状和球状物质巴氏染色呈蓝绿色。
  - 可以看到嗜蓝或嗜橙的小球。
- PAS 染色呈强阳性并且具有抗淀粉酶性。

### 15.4.4.3　病理学鉴别诊断

- 肺水肿
- 肺孢子菌肺炎
- 淀粉样变性（细胞学制剂）
- 淀粉样小体

### 15.4.4.4　辅助研究

- PAS 染色呈强阳性（图 15.28c）。
- 银染阴性，有助于排除肺孢子菌肺炎。

## 15.5　嗜酸性肺炎

### 15.5.1　临床表现

- 见于多种肺部疾病，包括哮喘、变应性支气管肺曲霉菌病（allergic broncho-pulmonary aspergillosis, ABPA）、寄生虫感染、药物反应、恶性肿瘤和血管炎。

- Loeffler综合征：
  - 暂时性、游走性的模糊影，病程通常在1个月内。
  - 可能继发于药物反应。
- 急性嗜酸粒细胞性肺炎：
  - 通常表现为急性呼吸功能不全。
  - 临床表现类似于肺水肿。
  - 气管肺泡灌洗液可见大量嗜酸粒细胞，外周血液嗜酸粒细胞计数正常。
- 慢性嗜酸粒细胞性肺炎：
  - 在数周/数月内隐匿发作。
    多在哮喘患者中发现。
  - 2/3的患者可见IgE升高及血沉增快。

### 15.5.2　影像学

- Loeffler综合征（图15.31a、b）：
  - 外周、非节段性病灶。
  - 小叶间隔增厚的GGO（细微的"铺路石征"）。
  - 影像改变很快消退。
- 急性嗜酸粒细胞性肺炎：
  - 类似肺水肿的双侧肺泡和肺间质模糊。

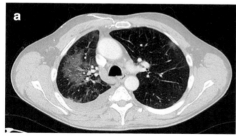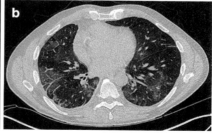

图15.31　单纯性肺嗜酸粒细胞浸润症。胸部CT。（a、b）呈GGO表现的周围性非节段性病灶，以及双侧小叶间间隔增厚（细微的"铺路石征"）

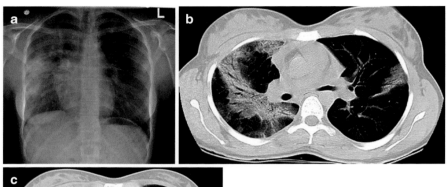

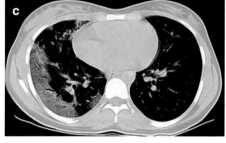

图 15.32　慢性嗜酸粒细胞肺炎。胸部 X 线摄片（**a**）和胸部轴位 CT 图像（**b**、**c**）显示双肺上叶和右上肺外带的非节段性磨玻璃影及含气支气管征（"肺水肿反转"）

- 慢性嗜酸粒细胞性肺炎（图 15.32a–c）：
  - 双上肺外带的非节段性阴影及含气支气管征（"肺水肿反转"）。
- 很少见到胸腔积液（＜10%）

### 15.5.3　病理学

#### 15.5.3.1　外科病理学

- 伴有大量嗜酸粒细胞的急性机化性肺炎（图 15.33a、b）。
- 可见大量巨噬细胞和多核巨细胞。
- 血管周围浸润很常见。
- 急性渗出性炎症。

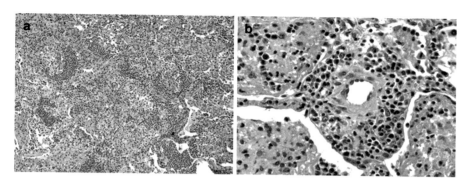

图 15.33　嗜酸粒细胞肺炎。胸腔镜下肺活检。（ a ）具有明显嗜酸粒细胞浸润的急性肺炎。（ b ）常见血管周围浸润和肺泡内渗出

图 15.34　嗜酸性肺炎。细胞离心后的丰富的嗜酸粒细胞（改良 Giemsa 法）

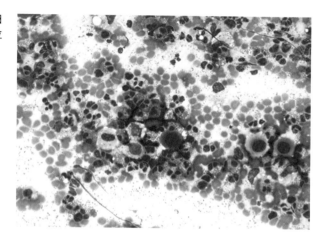

### 15.5.3.2　细胞病理学

- 大量嗜酸粒细胞（一些脱颗粒），伴有散在的中性粒细胞和单核细胞（图 15.34）。

### 15.5.3.3　病理学鉴别诊断

- 脱屑性间质性肺炎和呼吸性细支气管炎可能有嗜酸粒细胞增多。
- 朗格汉斯细胞组织细胞增生症。

图15.35　嗜酸性肺炎。刚果红染色突出嗜酸粒细胞性肺炎病灶中的嗜酸粒细胞

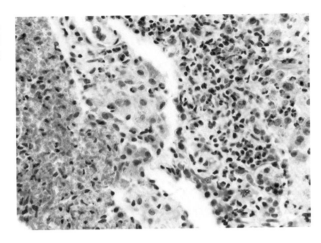

#### 15.5.3.4　辅助研究

- 刚果红和吉姆萨染色可用于突出组织中的嗜酸粒细胞和嗜酸粒细胞颗粒（图15.35）。

## 参考文献

[1] Churg A, Bilawich A, Wright JL. Pathology of chronic hypersensitivity pneumonitis. What is it? What are the diagnostic criteria? Why do we care? Arch Pathol Lab Med. 2018; 142: 109−119.

[2] Culver DA. Diagnosing sarcoidosis. Curr Opin Pulm Med. 2015; 21(5): 499−509.

[3] De Giacomi F, Vassallo R, Yi ES, Ryu JH. Acute eosinophilic pneumonia. Causes, diagnosis, and management. Am J Respir Crit Care Med. 2018; 197: 728−736.

[4] Farver CF. Sarcoidosis, Chapter 18. In: Tomashefski J, Cagle P, Farver C, Fraire A, editors. Dail and Hammar's pulmonary pathology. 3rd ed. New York: Springer-Verlag; 2008. p. 668−694.

[5] Kumar A, Abdelmalak B, Inoue Y, et al. Pulmonary alveolar proteinosis in adults: patho-physiology and clinical approach. Lancet Respir Med. 2018a; 6: 554−565.

[6] Kumar A, Cherian SV, Vassallo R, et al. Current concepts in pathogenesis, diagnosis, and management of smoking-related interstitial lung diseases. Chest. 2018b; 154: 394−408.

[7] Magee AL, Montner SM, Husain A, et al. Imaging of hypersensitivity pneumonitis. Radiol Clin N Am. 2016; 54: 1033−1046.

[8] Obusez EC, Jamjoom L, Kirsch J, et al. Computed tomography correlation of airway disease with bronchoscopy: Part I-Nonneoplastic large airway diseases. Curr Probl Diagn Radiol. 2014; 43: 268−277.

[ 9 ] Reddy GP, Ahuja J. Thoracic sarcoidosis: imaging patterns. Semin Roentgenol. 2019; 54: 59–65.

[10] Trapnell BC, Nakata K, Bonella F, Campo I, Griese M, Hamilton J, et al. Pulmonary alveolar proteinosis. Nat Rev Dis Primers. 2019; 5: 16.

[11] Weissler JC. Eosinophilic lung disease. Am J Med Sci. 2017; 354: 339–349.

[12] Wick MR. Pathologic features of smoking-related lung diseases, with emphasis on smoking-related interstitial fibrosis and a consideration of differential diagnoses. Semin Diagn Pathol. 2018; 35: 315–323.

# 16 尘肺

## 16.1 矽肺

### 16.1.1 临床表现

- 伴有结节的慢性、弥漫性、间质性肺病
- 吸入游离二氧化硅晶体（二氧化硅），例如在喷砂、采矿、采石、水晶和陶瓷工作：
  - 硅蛋白沉着症：为矽肺罕见的急性形式，继发于非常高的职业粉尘暴露
- 潜伏期长：
  - 常见于40～50岁以上的男性
  - 发病时间通常在暴露几年后
  - 可能并发肺结核

### 16.1.2 影像学

- 急性：硅蛋白沉着症：
  - 双侧肺门周围磨玻璃影（ground-glass opacities, GGO）和实变
- 经典型：
  - 单纯性矽肺——淋巴结结节（2～5 mm），+/- 钙化（10%～20%），位于双上肺背段
  - 复杂性矽肺——进行性大量纤维化（progressive massive fibrosis, PMF）：
    融合结节 > 1 cm，边缘不规则，+/- 钙化，位于头尾CT平面的上肺区和轴向平面的中或外周肺实质（图16.1a-e）。

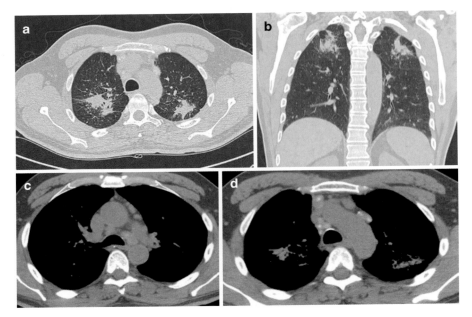

图 16.1　矽肺。进行性大量纤维化。胸部 CT 平扫。肺窗轴向（**a**）和冠状位重建图像（**b**）显示双肺上叶背段大的团块影，伴多个微小致密的周围淋巴结卫星结节。（**c, d**）纵隔窗轴位图像显示纵隔和肺门淋巴结肿大伴轻度钙化

　　　　倾向于向中心迁移，导致严重的结构变形。肿块的肺门迁移导致
　　　　肿块和胸膜之间形成气肿（图 16.2a–c）。
　　　　肺门和纵隔淋巴结钙化（蛋壳型）可能早于肺结节形成。

- MRI 和 PET 在区分 PMF 与癌症方面的作用：
  - $T_2W$ MRI 有助于区分 PMF 和癌症。
  - PMF 在 $T_1$ 上为等信号，在 $T_2$ 加权图像上为低信号（对比肌肉）。
  - $T_2$ 上癌为高信号。
  - 应用轧剂增强扫描显示 PMF 外周增强，PET 扫描可能出现高代谢（类似于癌症）。

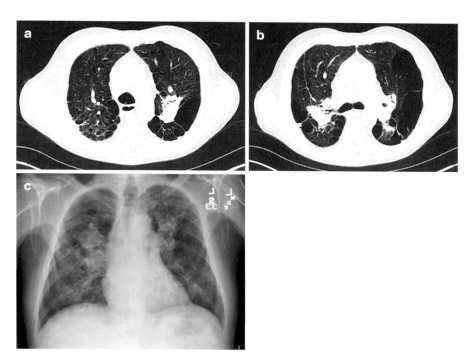

图 16.2　矽肺。进行性大量纤维化。胸部 HRCT 肺窗中（a、b）和后前位胸部 X 线片（c）显示肺门周围肿块与 PMF 一致，肿块与相邻胸壁胸膜之间形成肺气肿

### 16.1.3　病理学

#### 16.1.3.1　外科病理学

- 早期到晚期疾病：
  - 尘斑：无纤维化的充满灰尘的巨噬细胞（图 16.3a）。
  - 混合粉尘纤维化结节：早期纤维化的含尘巨噬细胞。
  - 矽肺结节：圆形透明纤维化（图 16.3b）。
    　　二氧化硅颗粒是可见的弱双折射颗粒。
  - 可能有矽肺的进行性大块纤维化（图 16.3c）。
  - 肺门淋巴结同样可出现上述病理改变。

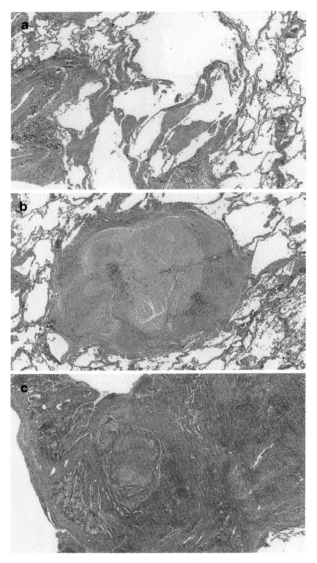

图 16.3　矽肺。胸腔镜下肺活检。（a）具有色素性细支气管周围组织的灰尘斑块，无明显纤维化。（b）圆形硅结节，伴有纤维化和散在的色素。（c）进行性大量纤维化由玻璃样纤维化结节融合成大块状肿块组成

### 16.1.3.2　病理学鉴别诊断

- 肉芽肿：
  - 感染（结核、真菌——组织胞浆菌病、肺孢子菌肺炎）
  - 结节病

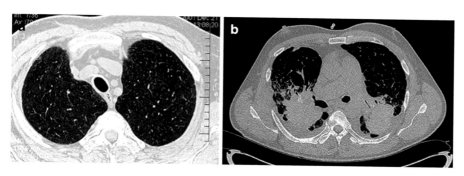

图 16.4 煤工尘肺。非对比胸部CT肺窗图像。（a）单纯性尘肺中无数双侧小叶中央小结节，以上叶为主。（b）复杂性尘肺在双上肺都有大的、不规则的纤维化肿块

#### 16.1.3.3 辅助研究

- 肺的矿物学分析有助于确定病理诊断。

## 16.2 煤工尘肺

### 16.2.1 临床表现

- 美国中部阿巴拉契亚地区的重大健康问题。
- 煤炭的地表和地下开采均可出现煤工尘肺。
- 煤是含有碳、二氧化硅和微量元素的混合物。
- 可能存在影像学异常而没有临床症状。
- 症状多出现在暴露20年后和晚期疾病中——进行性大块纤维化（PMF）。

### 16.2.2 影像学

- 单纯性煤工尘肺——小叶中心或外周淋巴的结节（1 ～ 5 mm）（图16.4a）。
  - 结节比矽肺更颗粒化和不明确，尽管大多数情况下难以区分
  - +/- 钙化（30%）
- 复杂性煤工尘肺——进行性大量纤维化（类似于矽肺）（图16.4b）。
  - 可见胸部淋巴结肿大
  - 蛋壳型钙化非常罕见

图 16.5 煤工尘斑。胸腔镜下肺活检。呼吸性细支气管周围的色素巨噬细胞延伸到肺泡腔

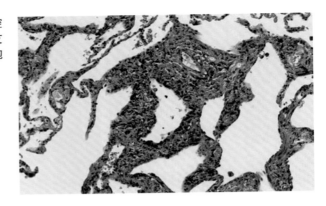

图 16.6 煤工尘斑。经支气管肺活组织检查。气道周围的有色巨噬细胞并延伸到肺泡腔

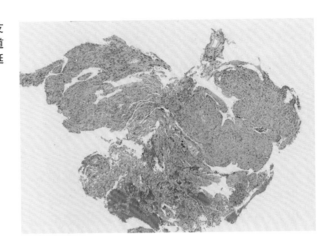

### 16.2.3 病理学

#### 16.2.3.1 外科病理学

- 呼吸性细支气管周围的有色巨噬细胞。
- 肺泡腔中存在色巨噬细胞（图 16.5）。
  - 在活检标本中可见（图 16.6）。
- 可能会出现早期纤维化。
- 单纯性尘肺：
  - 不规则的纤维化最终导致小气道消失（图 16.7）。
- 煤炭工人的 PMF 增加了黑色素和更不规则的纤维化形态。
  - 根据定义，> 1 cm。

图 16.7 单纯煤工尘肺。胸腔镜下肺活检。不规则的纤维化导致小气道消失

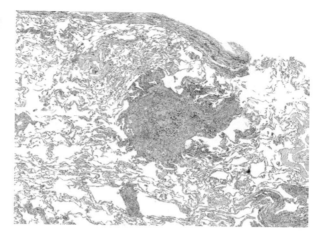

图 16.8 煤工尘肺。细胞离心机制备（改良吉姆萨染色）。大量粗粒黑灰色炭末沉着引起巨噬细胞细胞质膨胀

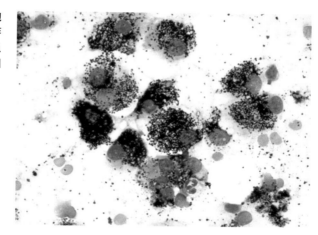

- Caplan综合征：患有类风湿关节炎的煤炭工人的结节/坏死性病变。

#### 16.2.3.2 细胞病理学

- 大量巨噬细胞因粗粒黑灰色炭末沉着而导致细胞质膨胀（图16.8）。

#### 16.2.3.3 病理学鉴别诊断

- 其他暴露，包括二氧化硅。
- 感染和结节病引起的肉芽肿。

### 16.2.3.4 辅助研究

- 肺的矿物学分析有助于确定病理诊断。

## 16.3 石棉肺

### 16.3.1 临床表现

- 石棉沉积症：
  - 建筑、采矿、航运/汽车行业。
  - 暴露后至少10 ~ 15年发病并且与剂量有关。
  - 弥漫性间质纤维化。
  - 石棉相关胸膜疾病。
      积液、胸膜斑块、弥漫性胸膜增厚和球形肺不张
  - 胸膜肺恶性肿瘤的潜伏期在暴露后至少20年。
  - 工业国家的发病率正在下降。
  - 呼吸急促、咳嗽和细微的爆裂音、杵状指。
      缓慢进展
      肺癌风险增加

### 16.3.2 影像学

- 早期
  - 背侧肺实质受到细网状组织、胸膜下微小结节、胸膜下弧线和密度增加的影响（图16.9a）
  - 可能出现圆形肺不张
- 进展期
  - 肺外带和背段呈蜂窝状改变、粗网状结构、牵拉性支气管扩张和实质带（图16.9b）
  - 类似特发性肺纤维化（UIP）（图16.9c）

### 16.3.3 病理学

### 16.3.3.1 外科病理学

- 非特异性间质纤维化改变：
  - 纤维化多发生在胸膜下和细支气管周围（图16.10）
  - 矿物分析中高水平的石棉小体

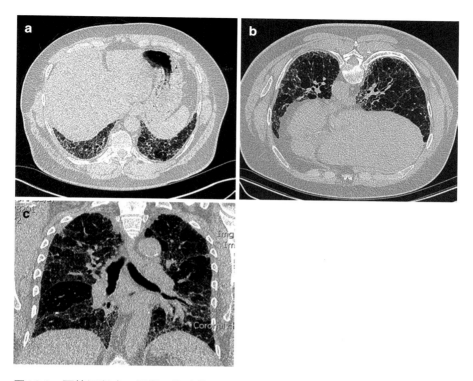

图 16.9　石棉沉积症。早期。仰卧位 HRCT。（a）肺底部的变化类似坠积性肺不张。晚期。（b）俯卧图像证实了与下肺背段轻度牵拉性支气管扩张相关的胸膜下网状结构。（c）冠状位显示从肺尖至基底的纤维化梯度。CT 表现与 UIP/IPF 相似

图 16.10　石棉沉积症。肺切除标本。弥漫性纤维化，胸膜下和细支气管周围区域改变更明显

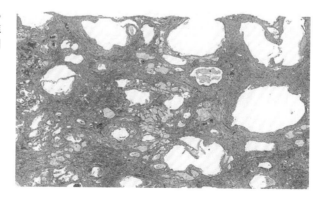

### 16.3.3.2　细胞病理学

- 肺泡灌洗液中可能见到含铁小体。

### 16.3.3.3　病理学鉴别诊断

- 慢性纤维化间质性肺炎，包括普通间质性肺炎、非特异性间质性肺炎、过敏性肺炎等。

### 16.3.3.4　辅助研究

- 支气管肺泡灌洗液或肺组织的矿物质分析。
- 可以使用透射和扫描电子显微镜。

## 16.4　硬金属尘肺

### 16.4.1　临床表现

- 由于接触合成钨而导致的硬金属肺病：
  - 存在于使用由钨和钴混合制成的机床的职业中
- 诊断标准包括：
  - 职业接触史（钴和碳化钨或混合物）
  - 通常 > 10 年
  - 间质性肺病的临床特征和影像学表现
  - 特征组织学和组织病理学上肺组织中金属的存在

### 16.4.2　影像学

- HRCT 表现类似于其他特发性间质性肺炎。
  - GGO +/- 实变、胸膜下囊肿、网状结构、牵拉性支气管扩张、结构变形和蜂窝状改变（晚期）（图16.11a-c）

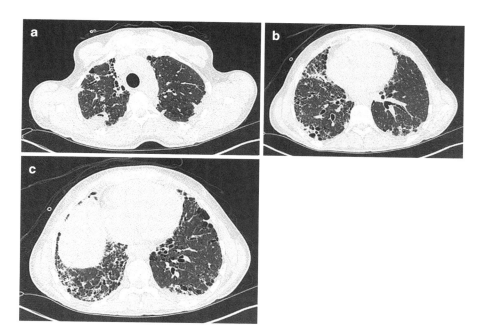

图 16.11　硬金属尘肺。胸部 CT。双肺上（a）、中（b）和下（c）肺进行性纤维化改变，伴有粗网状组织、牵拉性支气管扩张和胸膜下囊性改变

### 16.4.3　病理学

#### 16.4.3.1　外科病理学

- 通过 3 个阶段发展 ：
    - 细支气管炎（早期）
    - 亚急性纤维化性肺泡炎

        病变轻重不一

        合胞质巨细胞：细胞质中可能含有淋巴细胞和中性粒细胞（图 16.12a、b）
    - 蜂窝状间质纤维化（进展期，可迅速进展）

#### 16.4.3.2　病理学鉴别诊断

- 巨细胞性过敏性肺炎
- 巨细胞病毒性肺炎，包括麻疹和副流感
- 脱屑性间质性肺炎

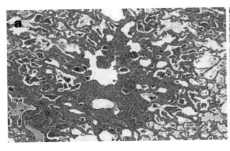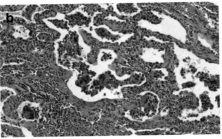

图 16.12　硬金属尘肺。肺切除标本。（a）以气道为中心的肺泡炎伴早期纤维化。（b）散在的巨噬细胞、合胞质巨细胞

### 16.4.3.3　辅助研究

- 矿物学分析中发现的钴和钨。

## 参考文献

[1]　Ahuja J, Kanne JP, Meyer CA, et al. Histiocytic disorders of the chest: imaging findings. Radiographics. 2015; 35(2): 357−370.

[2]　Beer C, Kolstad HA, Søndergaard K, et al. A systematic review of occupational exposure to coal dust and the risk of interstitial lung diseases. Eur Clin Respir J. 2017; 4(1): 1264711.

[3]　Gaffney A, Christiani DC. Gene-environment interaction from international cohorts: impact on development and evolution of occupational and environmental lung and airway disease. Semin Respir Crit Care Med. 2015; 36(3): 347−357.

[4]　Hall NB, Blackley DJ, Halldin CN, et al. Current review of pneumoconiosis among US coal miners. Curr Environ Health Rep. 2019; 6(3): 137−147.

[5]　Honma K, Abraham JL, Chiyotani K, et al. Proposed criteria for mixed-dust pneumoconiosis: definition, descriptions, and guidelines for pathologic diagnosis and clinical correlation. Hum Pathol. 2004; 35(12): 1515−1523.

[6]　Long J, Stansbury RC, Petsonk EL. Small airways involvement in coal mine dust lung disease. Semin Respir Crit Care Med. 2015; 36(3): 358−365.

[7]　Ohori NP, Sciurba FC, Owens GR, et al. Giant-cell interstitial pneumonia and hard-metal pneumoconiosis. A clinicopathologic study of four cases and review of the literature. Am J Surg Pathol. 1989; 13(7): 581−587.

[8]　Roggli VL. Fiber analysis vignettes: Electron microscopy to the rescue! Ultrastruct Pathol. 2016; 40(3): 126−133.

[9]　Seaman DM, Meyer CA, Kanne JP. Occupational and environmental lung disease. Clin Chest Med. 2015; 36(2): 249−268.

# 17 血管炎

## 17.1 肉芽肿性多血管炎（GPA）

### 17.1.1 临床表现

- 主要累及上、下呼吸道和肾脏的肉芽肿性血管炎。
- 可能会累及皮肤、眼睛和中枢神经系统。
- 40 ～ 60 岁发病率最高；男性和女性发病率相等。
- 临床症状：鼻窦炎、肺部病变、肾小球肾炎。
  - 鼻衄
  - 咯血
  - 呼吸困难
- 血清中的抗体有助于诊断〔血清抗中性粒细胞胞浆抗体（anti-neutrophil cytoplasmic antibodies, ANCAs）〕。
  - c-ANCA：细胞质染色
    蛋白酶3是靶抗原。
  - p-ANCA：核周染色
    髓过氧化物酶是靶抗原。

### 17.1.2 支气管镜检查

- 不同程度的侵蚀、溃疡和瘢痕（图 17.1a、b）。
- 溃疡边缘的支气管内活检可提供诊断特征（见 17.1.4.1 外科病理学）。

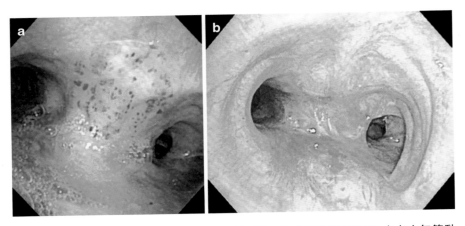

图17.1　肉芽肿性多血管炎。支气管镜下的图像。（a）近期发病GPA患者支气管黏膜点状出血。（b）慢性GPA和反复治疗的患者气管黏膜瘢痕形成

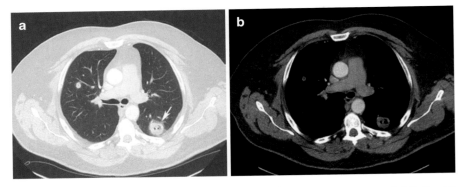

图17.2　肉芽肿性多血管炎。胸部CT扫描：右肺上叶和左肺下叶空洞型肺结节。肺窗图像（a）显示较大结节周围磨碎玻璃晕征（箭头）。（b）纵隔窗图像显示左、右肺结节为不规则厚壁空洞

### 17.1.3　影像学

- 下呼吸道：
  - 结节或肿块——多发，有空洞（50%），边缘不规则，通常在支气管血管周围（图17.2a、b）
  - 实变——支气管周围或楔形影（可能有肺梗死表现）
  - GGO——可能与结节或肿块有关（CT为"晕征"），而不是弥漫性肺泡出血中的弥漫性GGO（图17.3）
  - 支气管扩张和气管支气管壁增厚（图17.4a、b）

图 17.3　咯血和 cANCA+
的患者。胸部 X 线：弥漫
性肺泡出血病灶主要集中
在双肺中下部

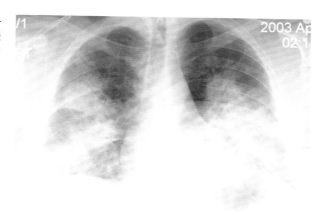

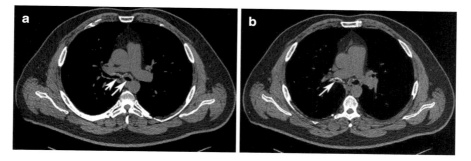

图 17.4　肉芽肿性多血管炎：胸部 CT 扫描：纵隔图像。( a ) 远端气管和右主支气管
壁弥漫性壁增厚 ( 箭头 )；( b ) 右中间支气管壁增厚、管腔狭窄 ( 箭头 )，需要放置支
气管内支架

- 上呼吸道：
  - 声门下气管和支气管狭窄、鼻窦炎和鼻中隔穿孔
- 纵隔和肺门区：
  - 淋巴结肿大
- 胸膜：
  - 胸腔积液 ( 10% ~ 25% )

## 17.1.4 病理学

### 17.1.4.1 外科病理学

- 肉芽肿性血管炎，伴有炎症和坏死（图17.5a–d）：
  - 巨细胞：
       巨细胞和组织细胞坏死边缘，没有形成典型的肉芽肿
  - 中性粒细胞、嗜酸粒细胞和淋巴细胞
  - 嗜碱性坏死
- 活检标本可以揭示出这3种特征。（图17.5和图17.6）。

### 17.1.4.2 细胞病理学

- 肺出血含铁血黄素沉着的特点（图17.7）：

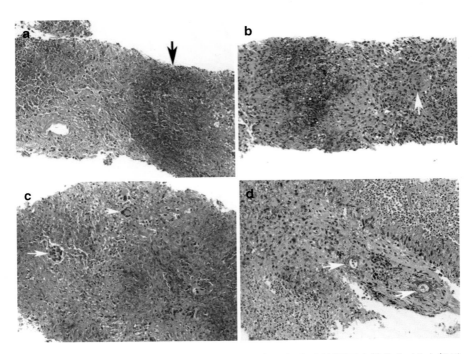

图17.5　肉芽肿性多血管炎：针吸活检（**a**）大面积嗜碱性坏死（箭头）。（**b**）邻近早期中性粒细胞脓肿（图像左侧）的巨细胞（箭头）。（**c**）活检中分散的巨细胞（箭头）。（**d**）Movat五色染色显示血管纤维性坏死区域（箭头）

图 17.6 肉芽肿性多血管炎：支气管镜下活检：肉芽肿性炎症的多个区域，伴有中性粒细胞脓肿（箭头）和巨细胞（尖头）

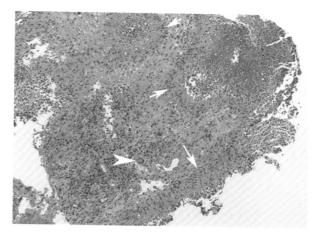

图 17.7 肉芽肿性多血管炎：细胞病理学（巴氏染色，细胞离心制备）。大量巨噬细胞带有粗糙的金棕色细胞质含铁血黄素

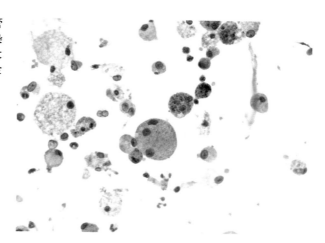

- 大量含有粗金棕色细胞质色素的巨噬细胞
- 无明显的炎症伴随

### 17.1.4.3 病理学鉴别诊断

- 感染：分枝杆菌或真菌感染
  - GPA 中无肉芽肿
  - 在感染中存在肉芽肿
- 坏死性结节样肉芽肿病（necrotizing sarcoid granulomatosis, NSG）：
  - 淋巴分布中形成良好的肉芽肿

- 类风湿性结节：
  - 类风湿性关节炎的临床病史

#### 17.1.4.4　辅助研究

- Movat五色染色突出显示了血管弹性膜的破坏。

## 17.2　显微镜下多血管炎

### 17.2.1　临床表现

- 无肉芽肿性炎的坏死性小血管血管炎，以快速进展性肾小球肾炎和弥漫性肺泡出血（DAH）为特征：
  - 核外周ANCA+
- 肺-肾综合征的最常见原因
- 症状迅速出现

### 17.2.2　影像学

- 活动性出血的初始阶段（图17.8）：
  - 弥漫性、双侧、肺门周围高密度影和磨玻璃影（伴有肺泡填充的活动性出血阶段）

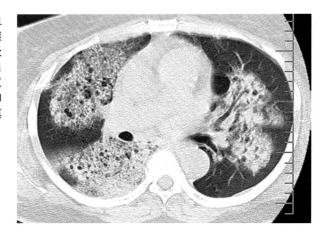

图17.8　显微镜下多血管炎：胸部CT扫描。继发于显微镜下型多血管炎（MPA）的弥漫性肺泡出血。肺部显示弥漫性、双侧、肺门周围高密度影和磨碎玻璃影（伴有肺泡填充的活动性出血阶段）

- 肺泡出血停止阶段：
  - 实变/GGO 在数天至数周内消退（比水肿慢，但比感染快）。
  - 在 GGO 上可以看到平滑的小叶间间隔增厚（碎石路征）。
- 慢性出血复发阶段：
  - 边界不清的 1 ～ 3 mm 弥漫性小叶中心结节
  - 含铁血黄素的肺泡巨噬细胞
  - 弥漫性肺泡出血的不同阶段：

    GGO/实变/碎石路征

    +/− DAH 的潜在原因
- 严重的反复出血：
  - 可能进展为间质纤维化

### 17.2.3  病理学

#### 17.2.3.1  外科病理学

- 以小血管为主（小动脉、小静脉和毛细血管）的中性粒细胞浸润（图 17.9a–e）。
- 肺泡壁纤维蛋白样坏死。
- 含铁血黄素沉积的证据：
  - 含铁血黄素的巨噬细胞
  - 血管周围弹性纤维铁沉积物

#### 17.2.3.2  细胞病理学

- 含铁血黄素的巨噬细胞（图 17.7 和图 17.9）

#### 17.2.3.3  病理学鉴别诊断

- 含铁血黄素沉着的急性肺炎：
  - 中性粒细胞浸润应主要在肺泡腔内，而不是在肺泡隔的毛细血管内。
  - 含铁血黄素的沉积应该是最小的。
- 肺充血征：
  - 无中性粒细胞

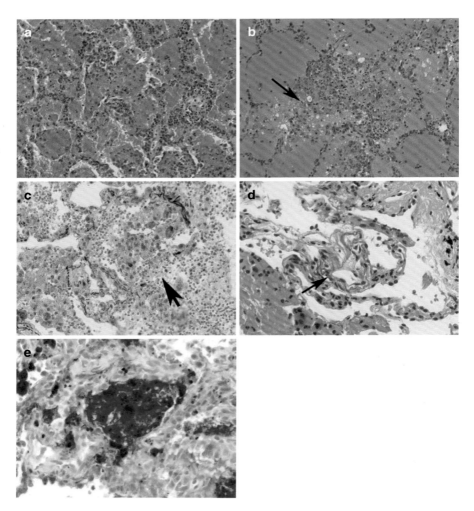

图 17.9　显微镜下多血管炎：胸腔镜活检。（ a ）肺泡出血伴含铁血黄素的巨噬细胞
和中性粒细胞主要存在于肺泡隔毛细血管。（ b ）肺泡隔破坏灶（ 箭头 ）。（ c ）Movat
五色染色突出弹性纤维的破坏（ 箭头 ）；注意邻近肺泡间隙可见含铁血黄素的肺泡巨
噬细胞。（ d ）血管周围有铁质包裹的弹性纤维，符合肺出血病史。（ e ）普鲁士蓝铁染
色突出含铁血黄素的巨噬细胞

#### 17.2.3.4 辅助研究

- Movat 五色染色可突出毛细血管壁的破坏（图 17.9）。
- 铁染色剂突出了含铁血黄素沉积的存在（图 17.9）。

## 17.3 嗜酸性肉芽肿性多血管炎（EGPA）

### 17.3.1 临床表现

- 与哮喘和嗜酸粒细胞增多相关的小血管血管炎。
- 心脏和周围神经病变比肺出血和肾小球肾炎更常见。
- 核周 ANCA+。

### 17.3.2 影像学

- 瞬态的、斑片状的、非节段性的外周浸润影，没有分带性倾向（图 17.10）：
    - 鉴别诊断为嗜酸粒细胞性肺炎和机化性肺炎。
- 小叶中心结节 +/– 网状影。
- DAH 型影像学表现很少见。
- 心脏表现：
    - 心内膜增厚、血栓形成和心肌功能障碍。

图 17.10 嗜酸性肉芽肿性多血管炎：胸部 CT 扫描。一名患有哮喘、嗜酸粒细胞增多和 ANCA 阳性的 59 岁患者，双侧、外周、散在的斑片影，符合 EGPA 的影像表现

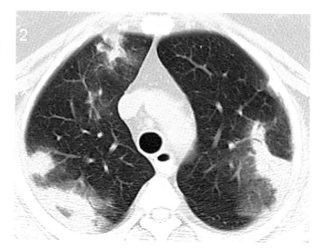

### 17.3.3 病理学

#### 17.3.3.1 外科病理学

- 嗜酸粒细胞性肺炎（图17.11a-d）
- 伴有纤维蛋白样坏死和大量嗜酸粒细胞的血管炎
- 含铁血黄素沉积
- 哮喘的证据（见第11章）：
  - 库施曼螺旋体
  - 夏科—莱登晶体
  - 基底膜增厚伴大气道杯状细胞增生

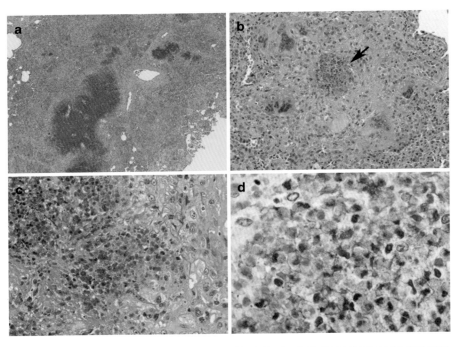

图17.11　嗜酸性肉芽肿性多血管炎：胸腔镜活检。（a）部分区域可见地图样嗜碱性坏死。（b）被巨细胞包围的嗜酸性微脓肿（箭头）。（c）显微镜下脓肿内变性的嗜酸粒细胞。（d）刚果红染色突出变性嗜酸粒细胞中的颗粒

### 17.3.3.2 细胞病理学

- 含铁血黄素沉积的证据（图17.7）。
- 灌洗液可能有哮喘的证据：嗜酸粒细胞、夏科—莱登晶体和库施曼螺旋（见第11章）。

### 17.3.3.3 病理学鉴别诊断

- 肉芽肿性多血管炎。
- 嗜酸粒细胞性肺炎。
- 毛细血管炎。

### 17.3.3.4 辅助研究

- Movat五色染色可突出血管中弹性纤维的破坏。
- 刚果红染色突出嗜酸粒细胞颗粒（图17.11d）。
- 银染色可能有助于发现在哮喘肺中可见的真菌菌丝片段。

## 参考文献

[1] Alba MA，Jennette JC，Falk RJ. Pathogenesis of ANCA-associated pulmonary vasculitis. Semin Respir Crit Care Med. 2018; 39: 413−424.

[2] Scapa JV，Fishbein GA，Wallace WD，et al. Diffuse alveolar hemorrhage and pulmonary vasculitides: histopathologic findings. Semin Respir Crit Care Med. 2018; 39: 425−433.

[3] Wick MR. Pulmonary disorders that are potentially associated with anti-neutrophilic cytoplasmic antibodies: a brief review. Semin Diagn Pathol. 2018; 35: 304−314.

[4] Wu EY，Hernandez ML，Jennette JC，et al. Eosinophilic granulomatosis with polyangiitis: clinical pathology conference and review. J Allergy Clin Immunol Pract. 2018; 6: 1496−1504.

# 18 高血压血管疾病

## 18.1 肺动脉高压症

### 18.1.1 临床表现

肺动脉高压（PAH）

- 休息时平均肺动脉压力 > 20 mmHg 或运动时 > 35 mmHg；肺血管阻力高
- 更新的 WHO 肺动脉高压分类
  - 第一类：肺动脉高压
    1'肺静脉闭塞症（pulmonary veno-occlusive, PVOD），肺毛细血管瘤（pulmonary capillary hemangiomatosis, PCH）
  - 第二类：左心病引起的肺动脉高压
  - 第三类：肺疾病和（或）缺氧引起的肺动脉高压
  - 第四类：慢性血栓栓塞性肺动脉高压
  - 第五类：多因素机制不明的肺动脉高压

### 18.1.2 影像学

- 肺动脉干增宽（MPA ≥ 30 mm，大于胸主动脉）（图 18.1a–e）
- 突然变细、弯曲的周围肺血管
- 右心室肥厚（> 4 mm）和扩大（右心室：左心室直径 > 1∶1）：
  - 室间隔偏向左心室

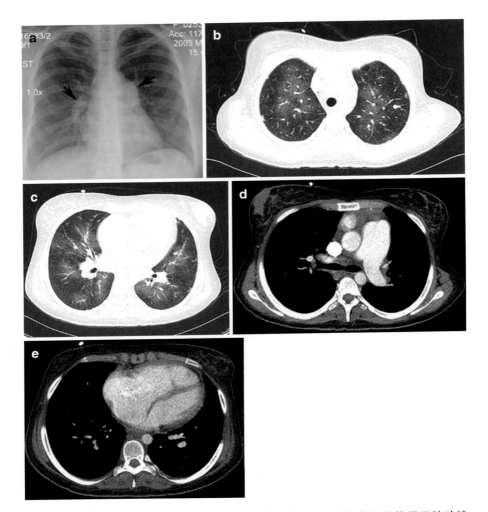

图18.1　肺动脉高压。23岁女性，原发性肺动脉高压。(a)胸部正位片显示肺动脉主干和中央动脉扩张（箭头），心脏大小正常。增强CT胸部图像。(b)肺窗图像显示马赛克灌注异常，上肺叶和(c)下肺叶呈小叶和肺门周围分布。(d)纵隔窗显示明显扩张4 cm的肺动脉主干（MPA）>升主动脉和(e)右心室增大（RV > LV），室间隔拉直

- 三尖瓣反流、肺动脉、下腔静脉和肝静脉扩张、腹水、心包积液
- 肺部马赛克征（正常肺组织和磨玻璃影交替）
- 与肺静脉无连接的小而弯曲的外周动脉（见动静脉分流）（图18.2a–c和图18.3a–c）

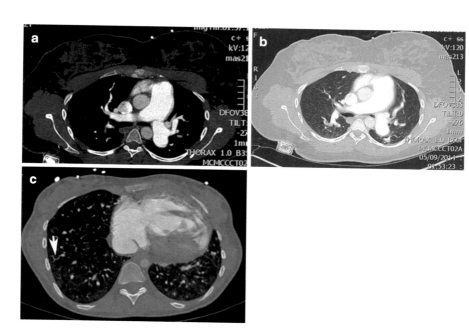

图18.2  丛状的肺动脉高压。3例丛状动脉病的CT表现。22岁女性，特发性肺动脉高压。（a）纵隔，（b）肺和（c）骨窗CT血管造影（CTA）图像显示扩张的肺主动脉干伴异常迂曲的周围动脉（a–c箭头）。注意右心房和右心室扩张，室间隔反向弯曲

- 磨玻璃影与异常迂曲的外周肺动脉密切相关（图18.3）

### 18.1.3  病理学

#### 18.1.3.1  外科病理学

- 轻度肺动脉高压（pulmonary arterial hypertension, PAH）的血管变化：
  - 中层平滑肌细胞肥大（图18.4）：
    常见于缺氧环境
  - 血管内膜纤维增生（图18.5）：
    蜂窝状（图18.5a）
    同心状（图18.5b）
- 中度肺动脉高压的血管变化：

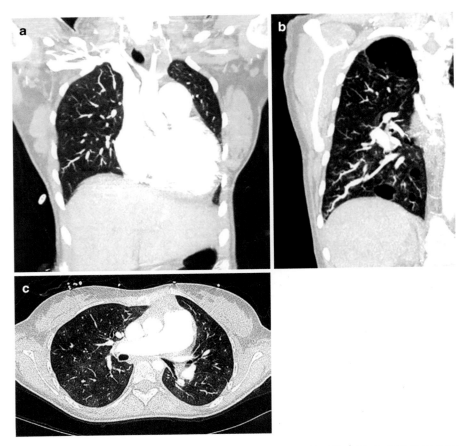

图 18.3　丛状的肺动脉高压。（ a、b ）肺窗可见多个冠状重构图像突出显示异常迂曲的外周肺动脉小动脉，未与静脉连接。（ c ）轴向肺窗图像显示异常小叶毛玻璃影（ GGO ），与微小曲折的周围小动脉密切相关

- 丛状的病灶（图 18.6）
- 血管扩张性病变（图 18.7）
- 动脉炎伴纤维样坏死病变
    很少见

### 18.1.3.2　鉴别诊断

- 慢性血栓栓塞性肺动脉高压（ chronic thromboembolic pulmonary hypertension, CTEPH ）：
    - 轻度肺动脉高压的内膜纤维化呈同心圆分布。

图18.4 肺动脉高压。移植肺。小动脉平滑肌肥大（箭头所示），主要为内侧纵向平滑肌层

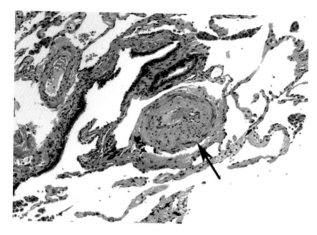

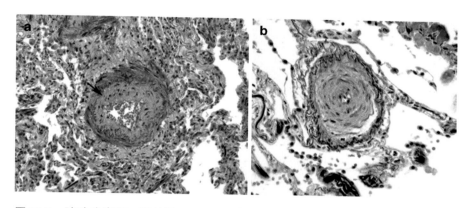

图18.5 肺动脉高压。移植肺。Movat五色染色突出显示（a）小动脉内膜纤维化（箭头所示）和（b）小动脉呈洋葱皮样的向心性内膜纤维化

CTEPH的血管内膜纤维化是偏心性的。

- 丛状病变可能被误诊为血管再通的慢性血栓栓塞性动脉病。
  血管中的慢性组织性血栓具有完整的弹性层，不同于丛状病变，在丛状病变中内外弹性层被破坏和重塑。

### 18.1.3.3 辅助研究

- 弹性或Movat五色染色有助于确定动脉/动脉壁的损伤程度（图18.6和图18.7）。

图 18.6　肺动脉高压。移植肺。丛状病变通常见于重度肺动脉高压，包括特发性和遗传性。裂隙样间隙代表具有异常增殖内皮细胞的重塑血管

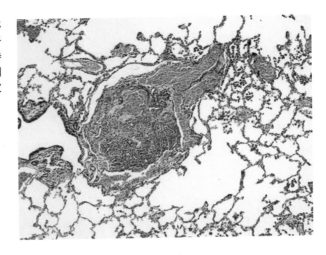

图 18.7　肺动脉高压。移植肺。残余丛状区附近充血扩张的小血管所形成的血管扩张病变（箭头）

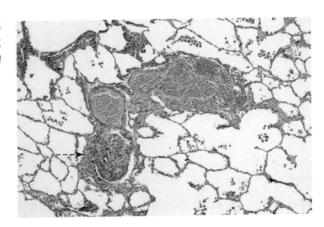

## 18.2　慢性血栓栓塞性疾病

### 18.2.1　临床表现

慢性血栓栓塞性肺动脉高压

- 可见于任何年龄段
- 最常见于住院、制动的患者
- 据报道有危险因素的术后患者死亡率为10%
- 通常是轻微的临床症状：
  - 由血栓栓塞引起的周围梗死继发的胸膜炎性疼痛
- 可导致右心增大和肺心病

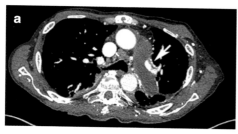
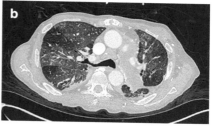

图18.8 慢性血栓栓塞性肺动脉高压。CT血管造影。（a）纵隔窗口图像显示伴左肺动脉壁增厚的附壁血栓。沿左肺动脉（箭头）、前段动脉左肺上叶和右肺上叶分支的前壁可见腔内造影剂和线性带。注意肺动脉、左肺动脉远端和支气管动脉侧枝扩张。（b）对应的肺窗图像显示双肺段和亚段灌注异常呈马赛克征，透亮区肺血管衰减。注意两肺下叶背段区域的实变影可能是肺梗死后遗留的病灶

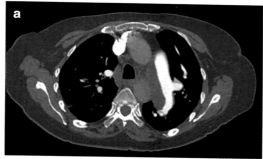
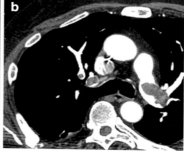

图18.9 慢性血栓栓塞性肺动脉高压。两例患者胸部CT血管造影突出了慢性肺栓塞与急性肺栓塞的不同影像学表现。（a）左肺动脉附壁血栓形成、偏心附壁增厚代表慢性肺动脉栓塞。（b）急性肺动脉栓塞表现为左右肺动脉分支中央充盈缺陷

## 18.2.2 影像学

- 直接征象为血管闭塞、偏心附壁血栓和血管壁增厚：
  - +/− 血管壁钙化
- 邻近血管腔内可见造影剂呈不规则的线性/网状（图18.8a、b和图18.9a、b）。
- 血管突然变窄和马赛克征的同时存在。
- 外周肺段和亚段血管与伴发支气管相比异常狭窄，或在低灌注区突然截断。

图 18.10　慢性血栓栓塞性肺动脉高压。楔形切除。偏心性内膜纤维化伴早期小动脉充血再通

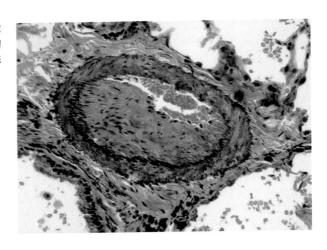

- 肺通气—灌注显像（V/Q 显像）扫描是一个良好的筛查试验（灵敏度高，特异性低）：
  - 1 个或多个不匹配的缺陷
- 肺血管造影术：
  - 由于 CT 肺血管造影（CTA）较少使用
- 肺段和亚段可见"马赛克征"（与特发性肺动脉高压肺门周围的马赛克征相反）：
  - 由于栓塞导致相应肺组织血液灌注减少，周围正常的肺组织区域灌注增加
- 支气管动脉存在侧支循环。
- 由于灌注不足的区域出现远端肺梗死和支气管扩张而形成的肺外周磨玻璃影。

### 18.2.3　病理学

#### 18.2.3.1　外科病理学

- 不同阶段进入血管壁的血栓会导致偏心性内膜纤维化：
  - 含血纤维蛋白
  - 内皮细胞和成纤维细胞使血栓融入血管壁（图 18.10）
- 内皮细胞在血管管腔内形成新的再通通道，导致管腔"穿孔"（图18.11）。

图18.11　慢性血栓栓塞性肺动脉高压。楔形切除术。再通小动脉管腔内有圆形、机化的血管通道

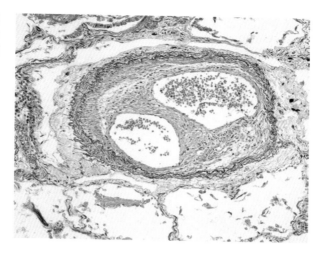

#### 18.2.3.2　辅助研究

- 弹性纤维或Movat五色染色可以帮助明确动脉／动脉壁的损伤和弹性破坏的程度。

## 18.3　肺静脉闭塞症

### 18.3.1　临床表现

- 特发性的。
- 已确定遗传突变的家族形式；*EIF2AK4*。
- 可能与病毒感染、药物毒性（化疗、OCP）、妊娠和骨髓移植有关。
- 年龄在8周至70岁（男性＝女性）。
- 进展快速。
- 肺动脉高压的临床表现与肺水肿和正常肺动脉闭塞压的影像学证据相结合，基本可确诊。
- 与一般肺动脉高压的鉴别对临床医生来说很重要，因为在肺静脉闭塞症的肺动脉高压患者使用血管扩张剂药物可能会出现危及生命的肺水肿。

图18.12　肺静脉闭塞症。肺窗图像显示广泛的小叶间隔增厚，伴有双肺外周轻度对称性的磨玻璃影

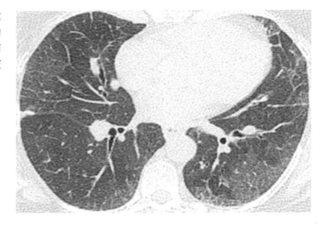

图18.13　肺静脉闭塞症。外植体肺切除术。小叶间隔内静脉"漏勺状"瘢痕内膜（箭头）

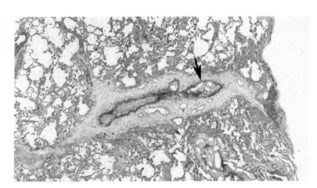

### 18.3.2　影像学

- 广泛平滑的小叶间隔增厚（图18.12）：
  - 可有弥漫性或小叶中心性和微结节性磨玻璃影（图18.12）
- 左心房大小正常或较小，肺静脉直径正常。
- 可能存在胸膜腔积液。

### 18.3.3　病理学

#### 18.3.3.1　外科病理学

- 小叶间隔内静脉内膜纤维化（图18.13）。
- 静脉可动脉化并有弹性层。

- 通常存在肺动脉高压改变伴内膜肥大。
- 可能存在含铁血黄素沉着。
- 可出现肺毛细血管血管瘤。

### 18.3.3.2 鉴别诊断

- 可能类似于PVOD产生间隙瘢痕的疾病。
  - 慢性结节病伴小叶间隔玻璃样肉芽肿
    - 肉芽肿通常在其他地方发现，不是PVOD的组成部分。
  - 慢性肺不张可导致间隔增厚和纤维化
    - 通常可见小叶塌陷，合并胸膜炎表现。

### 18.3.3.3 辅助研究

- 弹性染色或Movat五色染色可帮助确定静脉损伤程度和漏勺样病变。

## 18.4 肺毛细管瘤

### 18.4.1 临床表现

- 临床表现与PVOD非常相似。
- 家族性、先天性和散发型。
- 通常出现在20～40岁。
- 咯血和胸腔积液为常见症状。
- 可能存在于结缔组织病。

### 18.4.2 影像学

- 影像上通常与PVOD难以区分。
- 据报道，与PVOD相比，PCH可能表现出更局限的结节性GGO和相对罕见的平滑间隔增厚，PCH显示出广泛的小叶间隔线和弥漫性GGO（图18.14）。

图 18.14　肺毛细血管瘤。CT血管造影肺窗显示弥漫性双侧小叶中心和模糊的结节性GGO，平滑的小叶间隔增厚

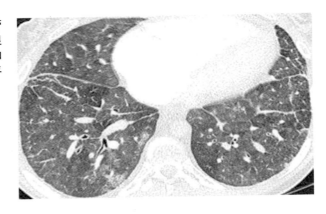

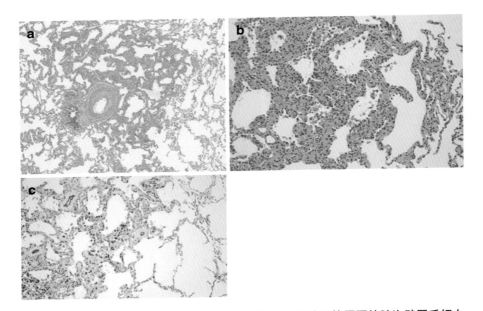

图 18.15　肺毛细血管瘤。外植体肺切除术。（a）支气管血管周围的肺泡壁因毛细血管增生而扩张。（b）增厚的肺泡壁含有多个内皮细胞核。（c）免疫组化 CD31 显示病变内毛细血管内有多个内皮细胞

## 18.4.3　病理学

### 18.4.3.1　外科病理学

- 多毛细血管增生扩张肺泡壁（图 18.15a–c）。
- 支气管中心分布。
- 存在含铁血黄素的巨噬细胞。

### 18.4.3.2 鉴别诊断

- 心脏充血伴毛细血管扩张类似于 PCH。
  - 免疫组化研究明确肺泡壁内毛细血管增加或异常生长对诊断 PCH 至关重要。

### 18.4.3.3 辅助研究

- 肺泡壁细胞角蛋白染色的肺细胞的免疫组化研究将有助于突出肺泡壁增厚。
- 血管免疫组化研究如 CD31 或 ERG 将突出显示肺泡壁内毛细血管增殖（图 18.15）。

## 18.5 滑石肺

### 18.5.1 临床表现

- 与本应口服的药物静脉滥用有关。
- 口服片剂中使用的不溶性填充物滞留于小血管中，导致血管闭塞。
- 静脉滥用哌甲酯（利他林）可见下肺叶明显的全腺泡型肺气肿。

### 18.5.2 影像学

- 双肺广泛分布弥漫性小结节（图 18.16）。
- 可以看到肺门周围可见高密度 / 固有高衰减（内在高衰减）、纤维化和蜂窝状的团块影。

图 18.16 滑石肺。高分辨率螺旋 CT。32 岁静脉注射滑石粉的吸毒者，双侧弥漫性肉芽肿小结节（32 岁静脉吸毒者，双侧弥漫性注射性滑石粉肉芽肿小结节）

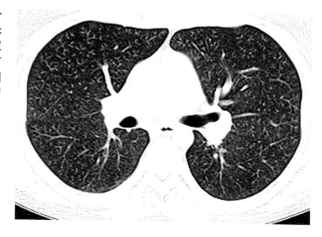

图18.17　滑石肺。CT胸部显示哌甲酯滥用者伴有下肺叶明显的全小叶型肺气肿

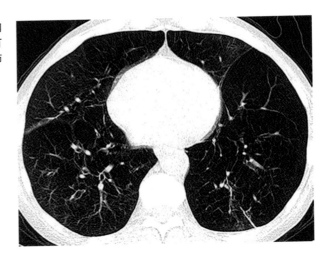

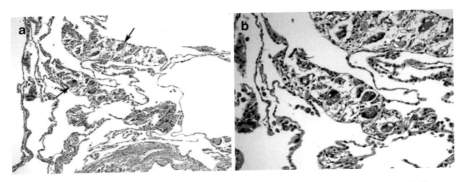

图18.18　滑石肺。楔形切除术（a）肺泡壁内巨细胞对双折射物质的反应（箭头）。（b）偏振光突出了巨细胞内的双折射材料

- 肺主动脉扩张。
- 影像学研究显示下肺叶明显的全小叶型肺气肿（模拟 $\alpha_1$ 抗胰蛋白酶缺乏症）（图18.17）。

### 18.5.3　病理学

#### 18.5.3.1　外科病理学

- 静脉注射的不可溶性物质，通常用于口服：
  - 包括滑石粉、微晶纤维素和多聚维酮。
  - 巨细胞血管壁内的淡黄色颗粒（图18.18a、b）。
  - 片状颗粒可能存在较大的注入物质（压碎的药丸）（图18.19）。

图18.19 滑石肺。楔形切除术。小动脉腔内的异物由注射不溶性口服物质构成

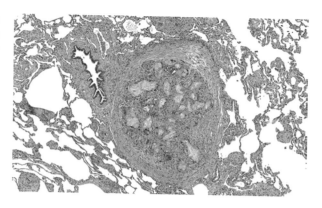

- 异物在偏振光下突出显示（图18.18）。
- 全腺泡型气肿可继发于慢性静脉注射药物感染（图18.17）。

### 18.5.3.2 辅助研究

- 异物可以通过以下方式突出显示：
  - 过碘酸–希夫染色（PAS）+
  - Movat五色染色

## 参考文献

[1] Cool CD. Vascular diseases in pulmonary Pathology, Chapter 7. In: Zander D, Farver CF, editors. A volume in the series *Foundations in Diagnostic Pathology*. 2nd ed. Philadelphia: Elsevier; 2018. p. 98–126.

[2] Lang IM, Dorfmüller P, Vonk Noordegraaf A. The pathobiology of chronic thromboembolic pulmonary hypertension. Ann Am Thorac Soc. 2016; 13(Suppl 3): S215–221.

[3] O'Keefe MC, Post MD. Pulmonary capillary hemangiomatosis: a rare cause of pulmonary hypertension. Arch Pathol Lab Med. 2015; 139(2): 274–277.

[4] Olschewski A, Berghausen EM, Eichstaedt CA, et al. Pathobiology, Pathology and genetics of pulmonary hypertension: update from the Cologne consensus conference 2018. Int J Cardiol. 2018; 272S: 4–10.

[5] Simonneau G, Gatzoulis MA, Adatia I, et al. Updated clinical classification of pulmonary hypertension. J Am Coll Cardiol. 2013; 62(25 Suppl): D34–41.

[6] Szturmowicz M, Kacprzak A, Szo-kowska M, et al. Pulmonary veno-occlusive disease: pathogenesis, risk factors, clinical features and diagnostic algorithm — state of the art. Adv Respir Med. 2018; 86(3).

[7] Tuder RM. Pathology of pulmonary arterial hypertension. Semin Respir Crit Care Med. 2009; 30(4): 376–385.

# 19 细菌感染

## 19.1 放线菌病

### 19.1.1 临床表现

- 以色列放线菌病（*Actinomycosis israelii*）引起的慢性化脓性感染。
  - 革兰阳性，丝状厌氧菌。
  - 一种口咽腐生菌。
  - 20%的放线菌（*Actinomyces*）感染发生在肺部。
- 胸部放线菌病的常见形式：
  - 实质/结节形式：
    - 吸入来自口腔卫生不良或颈面部感染传播患者的口咽内容物
    - 可能开始为结节，随后发展为类似于肿瘤的实变影
    - 以上叶为主
    - 进展为慢性节段性实变影
    - 相关的胸膜反应［增厚和（或）积液］和胸部淋巴结病
    - 若不及时治疗，可穿过组织间隙并侵蚀胸膜/胸壁
  - 支气管形式：
    - 吸入先前存在的支气管结石感染或吸入受污染的异物，如鱼、鸡骨，导致梗阻后肺炎

图 19.1　放线菌病。未增
强的胸部CT：右肺上叶
内广泛的低密度影和实变
影，与坏死性肺炎和肺脓
肿形成一致。注意右侧胸
壁内形成伴有炎症扩展、
坏死物和液气平的脓胸

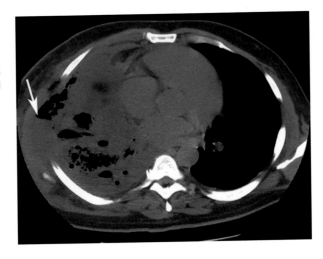

 — 支气管扩张症：
  由既往结核病、慢性炎症过程等引起的扩张支气管继发感染

## 19.1.2　影像学

- 肺实变型（图 19.1）：
  - 中央坏死区低衰减，其空洞壁强化
- 支气管内型（图 19.2a–d）：
  - 与支气管结石有关–近端支气管内钙化的支气管结石和远端节段性或大叶性阻塞性肺炎伴中央坏死
  - 与异物吸入相关–近端支气管内异物，远端阻塞性肺炎表现为中心性坏死
- 支气管扩张（图 19.3a、b）：
  - 严重的支气管扩张、壁增厚和支气管周围实变影

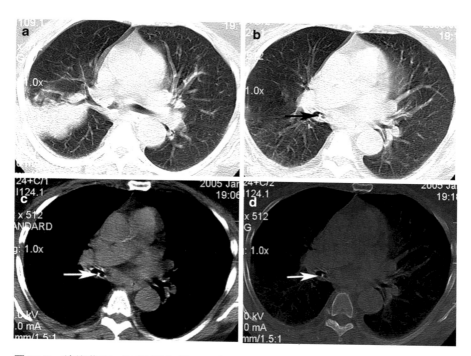

图 19.2 放线菌病。胸部 CT 扫描：一名 73 岁女性，右侧肺炎因实性异物反复发作。（ a ）（ 肺窗 ）右下肺叶实变，（ b ）（ 肺窗 ），（ c ）（ 纵隔窗 ）和（ d ）（ 骨窗 ）。在支气管中发现的异物是一根鱼骨（ 箭头 ），随后在支气管镜下取出

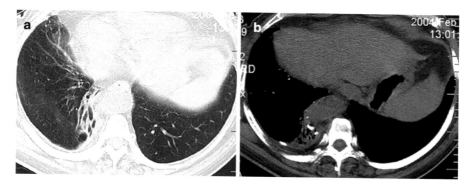

图 19.3 放线菌病。胸部 CT 扫描：一名 74 岁的女性。（ a ）肺容积减少和右肺下叶支气管扩张。（ 肺窗 ）。（ b ）可见钙化的支气管结石，可能是既往结核病的后遗症。放线菌和诺卡菌可能定植于已有支气管扩张的肺部

### 19.1.3　病理学

#### 19.1.3.1　外科病理学

- 通常是以气道为中心的化脓性感染，病灶为"硫黄颗粒"（图19.4）：
  - 放射状的丝状、串珠状细菌聚集体（图19.5）
  - Splendore–Hoeppli现象
    菌丝周围有嗜酸性物质
  - 戈莫理六胺银染色和细菌染色（Tworts和Gram）可见革兰阳性丝状物（图19.6a、b）
- 脓肿周围常出现慢性肺炎。

#### 19.1.3.2　病理学鉴别诊断

- 坏死性细菌感染有Splendore–Hoeppli现象：
  - 葡萄球菌病：
    脓肿内革兰阳性菌和革兰阴性菌混合

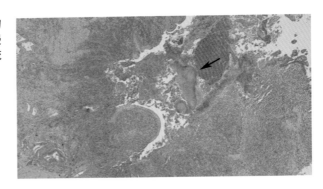

图19.4　放射菌病。叶切除。支气管扩张伴明显慢性炎症，扩张气道内有硫黄颗粒（箭头）

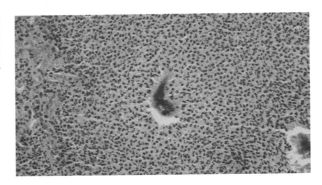

图19.5　放射菌病。楔形切除。脓肿中部有硫黄颗粒，颗粒边缘有嗜酸性棒状物（Splendore–Hoeppli效应）

- 诺卡菌病：

  费特染色阳性
- 真菌菌丝：

  菌丝较厚

### 19.1.3.3 辅助研究

- 微生物银染色和革兰染色阳性（图 19.6）

## 19.2 诺卡菌病

### 19.2.1 临床表现

- 星状诺卡菌是常见的微生物。
- 是一种丝状、革兰阳性、弱抗酸需氧细菌引起的机会感染。
- 肺是最常见的感染部位。
- 免疫抑制状态下，可发生从肺部到中枢神经系统、皮肤和关节的血源性播散性疾病。
- 与细胞免疫缺陷有关（艾滋病、移植后、类固醇）相关。
- 危险因素包括：
  - 肺泡蛋白沉积症
  - 细胞免疫缺陷（艾滋病、移植后、类固醇）

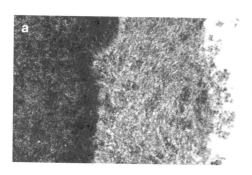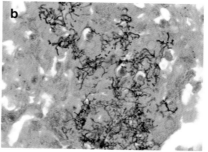

图 19.6　放线菌病。楔形切除。（a）革兰染色突出了含硫黄颗粒的丝状分支棒。（b）通过格莫里甲基苯丙胺银染色可将微生物染成黑银色

### 19.2.2　影像学

- 类似于放线菌病和结核分支感菌感染的影像学表现：
  - 可定植既往存在支气管扩张的肺组织
- 伴有中心低衰减和空洞形成的气腔实变（图 19.7a、b）
- 结节和肿块，也可能表现为中央低衰减和（或）磨玻璃晕（图 19.8 ～图 19.10）
- 累及胸膜和胸壁（脓胸）
  - 常见窦道

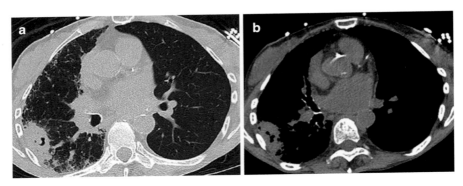

图 19.7　诺卡菌病。胸部 CT 扫描：一名 74 岁女性，单侧左肺移植和原右肺间质纤维化疾病。（a）（肺窗）和（b）（纵隔窗）：在右肺下叶外周邻近胸膜的一个伴空腔的肿块。经支气管活检证实为诺卡菌病

图 19.8　诺卡菌病。胸部 CT 扫描：一名 59 岁长期服用类固醇的 COPD 患者，胸部 CT 可见左肺上叶一孤立性肺结节

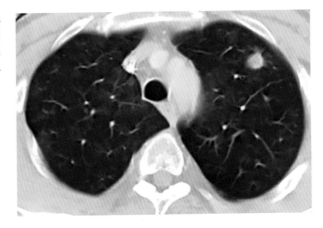

图19.9  诺卡菌病。胸部CT扫描：一名45岁男性，右肺上叶空洞型肿块周围伴有磨玻璃影

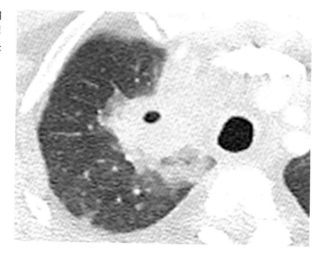

图19.10  诺卡菌病。胸部CT平扫：一名患有 $\alpha_1$ 抗胰蛋白酶缺乏症的54岁男性，可见一个空洞结节（箭头）和多个实性的肺结节（多在左肺下叶）

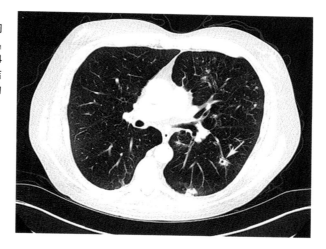

### 19.2.3  病理学

#### 19.2.3.1  外科病理学（图19.11）

- 中性粒细胞和组织细胞脓肿。
- 可见多核巨细胞。
- 细菌主要存在于坏死中：
  - 长丝状革兰阴性杆菌，分枝成直角。
  - 抗酸染色（Fite法）和银染明显阳性。
- 支气管内活检主要表现为急性坏死性炎症，并可能存在大量细菌（图19.12a、b）。

图19.11　诺卡菌病。楔形切除。肺泡内可见渗出的中性粒细胞和组织细胞

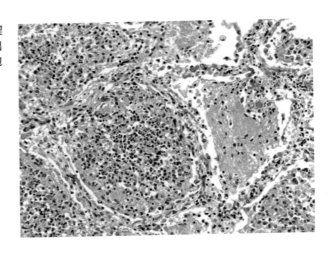

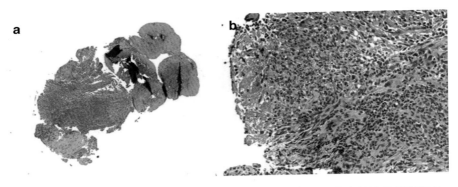

图19.12　诺卡菌病。支气管内活检。（a）诺卡菌培养阳性患者急性渗出性浸润灶。（b）浸润灶以中性粒细胞为主，伴有表面坏死

#### 19.2.3.2　细胞病理学

- 可见大量的中性粒细胞碎片，没有特异性表现（图19.13）。

#### 19.2.3.3　病理学鉴别诊断

- 其他带有丝状物的坏死性肺炎，如**放线菌**。

#### 19.2.3.4　辅助研究

- 银染色和改良抗酸染色（Fite法）突出显示了菌体（图19.14和图19.15）。

图 19.13 **诺卡菌病。细胞病理学（改良的吉姆萨染色，经气管镜超声针吸肺活检，直接涂片）。** 高细胞率样本，含有无数中性粒细胞，少量组织细胞和分散的反应性上皮细胞

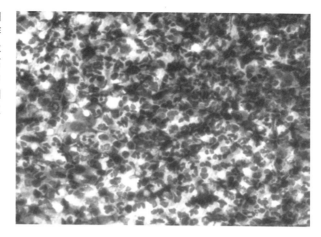

图 19.14 **诺卡菌病。楔形切除。** Gomori 六胺银染色突出丝状杆菌

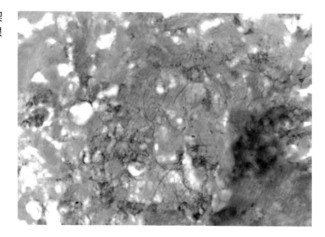

## 19.3 军团菌肺炎

### 19.3.1 临床表现

- 嗜肺军团菌（*L. pneumophila*）是一种致病微生物。
- 最常见于成年人。
- 伴有缺氧和胸膜炎性胸痛的畏寒和寒战。
- 通常通过痰或支气管肺泡灌洗液的培养进行诊断。
- 嗜肺军团菌尿抗原是临床疾病的敏感标志物。
- 5% ～ 25% 的死亡率。

图19.15　诺卡菌病。细菌部分抗酸，在抗酸染色（Fite法）的组织中被染成显眼的红粉色

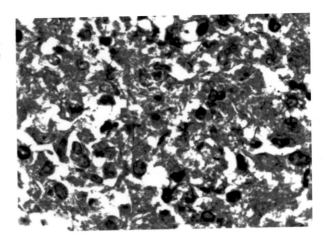

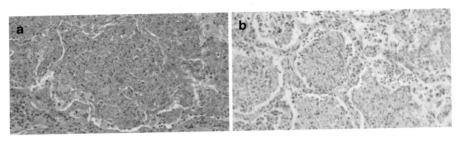

图19.16　军团菌肺炎。楔形切除。（a）中性粒细胞和组织细胞渗出液充满肺泡腔（b）Dieterle染色显示菌体为多形棒状

### 19.3.2　影像学

- 通常从肺下叶开始浸润。
- 多肺叶迅速播散。
- 胸腔积液很常见。

### 19.3.3　病理学

#### 19.3.3.1　外科病理学（图19.16a、b）

- 典型的纤维蛋白脓性渗出物填充肺泡腔，主要是坏死的炎症细胞（组织细胞和中性粒细胞为主）。
- 病灶周围有水肿和透明膜。
- 细菌在银染色上看得最清楚，如Warthin–Starry、Steiner和Dieterle（图19.16b）。

### 19.3.3.2 病理学鉴别诊断

- 出血性肺炎，如肺炎链球菌。
- 一些病毒性肺炎，包括流感。

### 19.3.3.3 辅助研究

- 不要使用革兰染色。
- 银染色能凸显细菌。
  - Warthin-Starry 染色
  - Steiner 染色
  - Dieterle 染色（图 19.16b）

## 19.4 软化斑

### 19.4.1 临床表现

- 见于免疫功能低下的患者。
- 以肺上叶为主。
- 马红球菌（*R. equi*）是一种革兰阳性多形性球杆菌。
  - 弱抗酸阳性
  - 见于土壤和农场动物中
- 抗菌治疗预后良好。

### 19.4.2 影像学

- 肿块样实变或肺结节，常伴有空洞。
- 类似感染，如肺结核，肺血管炎如肉芽肿性血管炎（GPA）或恶性肿瘤。

### 19.4.3 病理学

#### 19.4.3.1 外科病理学

- 组织细胞性肺炎伴米氏-古特曼小体（图 19.17）

图19.17　**软化斑**。楔形切除。组织细胞性肺炎中伴有散在中性粒细胞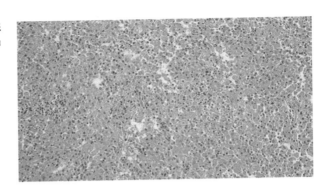

#### 19.4.3.2　病理学鉴别诊断

- 肺组织细胞丰富的病变包括：
    - 鸟型分枝杆菌
    - 播散性真菌感染
    - 贮积症

#### 19.4.3.3　辅助研究

- 革兰染色阳性。
- Ziehl–Neelsen染色可能为弱抗酸阳性。
- 在PAS染色、钙盐染色或铁染色中可以看到米氏-古特曼小体。

## 19.5　吸入性肺炎

### 19.5.1　临床表现

- 肺部异物吸入可能引起：
    - 吸入性肺炎——多微生物群可来自上呼吸消化道
    - 细菌可能包括：
        拟杆菌、梭杆菌和放线菌
    - 化学性肺炎——肺门周围或肺基底段急性发作的双侧、多发性病灶
    - 脂质性肺炎——脂肪密度实变影或间隔线旁磨玻璃影（铺路石样改变）
- 异物可以通过上呼吸道或瘘管进入。

- 吸入胃内容物可能形成易清除的微粒，也可能导致呼吸道阻塞和窒息等致命事件。
- 慢性误吸可导致慢性感染、吸入性肺炎或瘢痕形成。

### 19.5.2 支气管镜检查

- 术后及早进行支气管镜检查可清除异物。
  - 异物（图19.18）。
  - 抽吸液内容物包括胃液/胆汁液和与感染有关的化脓性分泌物（图19.19和图19.20）。

### 19.5.3 影像学

- 单侧或双侧斑片状实变区、磨玻璃结节、小叶中心结节伴气道积液（图19.21～图19.23）。
- 吸入异物多见于近端气道（图19.24a、b）。

图19.18　**吸入性肺炎。**直接的支气管镜下图像。胶囊内窥镜试图寻找胃出血的来源

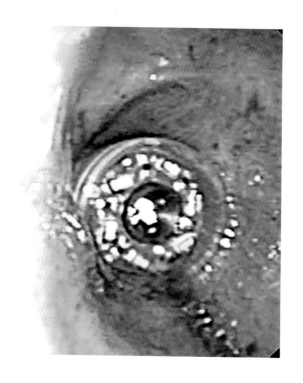

图 19.19 吸入性肺炎。直接的支气管镜下图像。气管食管瘘导致大量胆汁污染。注意绿色/黄色的泡沫分泌物

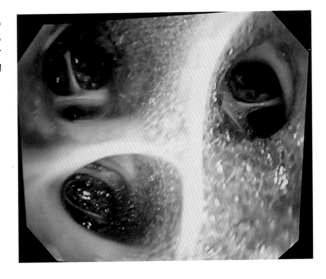

图 19.20 吸入性肺炎。直接支气管镜图像。脓性分泌物与假单胞菌感染有关。治疗性分泌物抽吸并进行微生物培养

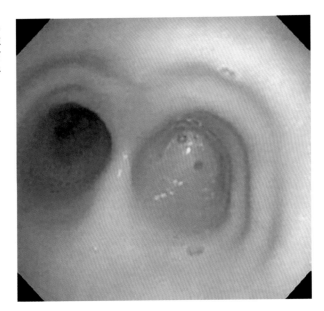

- 肺内的依赖性分布：
  - 卧位时右肺上叶后段和左肺上叶前段
  - 直立位双肺下叶基底段、右肺中叶和左肺上叶的舌段
- 并发症——脓肿（常见原因）、坏死性肺炎、胸腔积液和脓胸。

图19.21 吸入性肺炎。胸部CT平扫。一例老年脑血管意外患者左肺下叶肺炎，首选左侧卧位

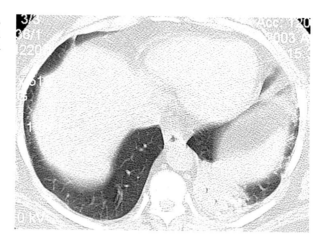

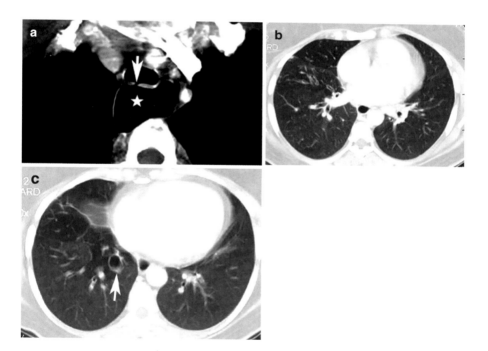

图19.22 吸入性肺炎。胸部CT平扫。（**a**）一名46岁女性患者，气管食管瘘（箭头）。注意食管扩张（星形）。（**b**，**c**）肺窗图像显示在右肺中叶和右肺下叶＞左肺下叶分布不均匀的GGO和透亮区（马赛克征），与支气管壁增厚（右肺中叶）和右肺下叶局灶性支气管扩张（箭头）相关

图19.23 吸入性肺炎。胸部CT平扫，肺窗图像。多肺叶树芽和斑片状支气管周围磨玻璃样影。注意到右肺下叶支气管分泌物（箭头）

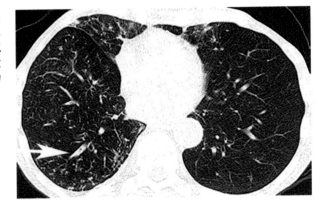

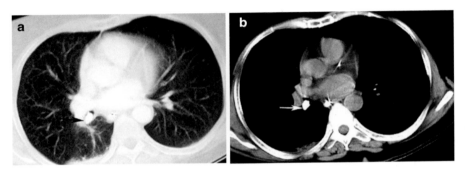

图19.24 吸入性肺炎。胸部CT平扫。（a）（肺窗），（b）（纵隔窗）。支气管镜检查发现中间支气管内误吸的牙齿（箭头）

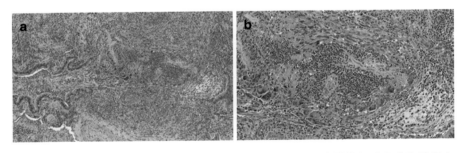

图19.25 吸入性肺炎。楔形切除。（a）小气道可见明显的中性粒细胞炎症和黏蛋白内的巨细胞。（b）微脓肿周围的巨细胞反应

### 19.5.4 病理学

#### 19.5.4.1 外科病理学

- 伴有明显的中性粒细胞和巨细胞对异物/颗粒反应的支气管肺炎（图19.25a、b）。

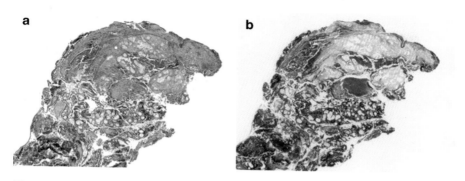

图19.26　吸入性肺炎。支气管内活检。(a)吸入铁颗粒患者支气管内壁铁沉积。(b)铁染色能突出铁沉积

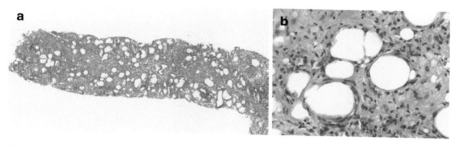

图19.27　吸入性肺炎。针芯穿刺活检。(a)矿物油吸入患者结节状浸润形成的脂质空泡。(b)大小不等的脂质空泡，周围有少量组织细胞

- 革兰染色可显示多微生物感染，包括革兰阳性和革兰阴性球菌和杆菌。
- 大颗粒吸入（如药丸等）可能会因内容物引起局部病理改变（图19.26a、b）。
- 脂质的吸入与组织中的脂肪空泡形成巨细胞反应（图19.27a、b）。
- 之前吸入的颗粒变得透明，可能含有钙，符合慢性吸入的特征（图19.28）。

### 19.5.4.2　病理学鉴别诊断

- 肉芽肿性巨细胞感染，包括真菌和分枝杆菌。
- 其他坏死性肺炎包括假单胞菌、葡萄球菌等。

### 19.5.4.3　辅助研究

- 革兰染色可证实多微生物。

图 19.28　吸入性肺炎。
有慢性误吸史的肺移植患
者可见透明质结节伴局灶
性钙沉积

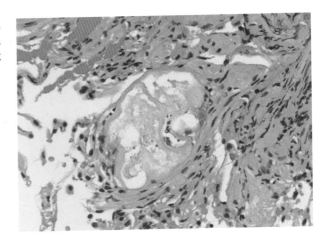

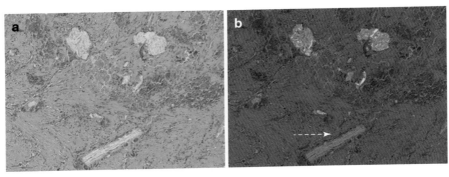

图 19.29　吸入性肺炎。尸检肺。（a）急性和慢性气管食管瘘误吸患者脓肿中可见大
颗粒异物。（b）在偏振光下，异物是双折射的。植物颗粒（箭头）显示无双折射

- 免疫组化研究可能有助于突出口腔内容物的细胞角化鳞状碎片。
- 一些异物（食品、药丸等）可能含有双折射物质，在偏振光下可以看
  到（图 19.29a、b）。

## 参考文献

[ 1 ] Cunha BA, Cunha CB. Legionnaire's disease: a clinical diagnostic approach. Infect
Dis Clin N Am. 2017; 31(1): 81–93.

[ 2 ] Farver CF. Bacterial diseases, Chapter 10. In: Zander D, Farver CF, eds., Pulmonary
Pathology, a volume in the series *Foundations in Diagnostic Pathology*. J. Goldblum
ed., 2nd ed. Philadelphia: Elsevier; 2017.

[ 3 ] Herwaldt LA, Marra AR. Legionella: a reemerging pathogen. Curr Opin Infect Dis.

2018; 31(4): 325−333.

[ 4 ] Kanne JP, Yandow DR, Mohammed TL, et al. CT findings of pulmonary nocardiosis. AJR Am J Roentgenol. 2011; 197(2): W266−272.

[ 5 ] Kwon KY, Colby TV. Rhodococcus equi pneumonia and pulmonary malakoplakia in acquired immunodeficiency syndrome. Pathologic features. Arch Pathol Lab Med. 1994; 118: 744−748.

[ 6 ] Mandell LA, Niederman MS. Aspiration Pneumonia. N Engl J Med. 2019; 380: 651−666.

[ 7 ] McHugh KE, Sturgis CD, Procop GW, et al. The cytopathology of Actinomyces, Nocardia, and their mimickers. Diagn Cytopathol. 2017; 45(12): 1105−1115.

[ 8 ] Mittal S, Singh AP, Gold M, et al. Thoracic imaging features of Legionnaire's disease. Infect Dis Clin N Am. 2017; 31: 43−54.

[ 9 ] Sehgal IS, Dhooria S, Ram B, et al. Foreign body inhalation in the adult population: experience of 25,998 bronchoscopies and systematic review of the literature. Respir Care. 2015; 60(10): 1438−1448.

[10] Yildiz O, Doganay M. Actinomycoses and Nocardia pulmonary infections. Curr Opin Pulm Med. 2006; 12(3): 228−234.

# 20 分枝杆菌感染

## 20.1 结核分枝杆菌感染

### 20.1.1 临床表现

- 结核分枝杆菌感染仍然是世界上发病率和死亡率高的主要原因，据报道每年有150万人死亡。
- 常见的人与人之间的传播是飞沫吸入：
  - 1个活跃的结核分枝杆菌可以感染 10 ～ 15 人。
- 进展相对较快，症状更为严重。
- 细胞介导的免疫力低下，如艾滋病毒，是最严重的风险因素。
- 原发性结核取决于宿主免疫：
  - 完整的细胞介导免疫：

    最初的感染局限于坏死性肉芽肿的形成。
  - 结核瘤——肺肿块伴中央坏死。
  - 冈氏病灶：

    愈合性肉芽肿经历实变或中央钙化。
  - 兰克综合征：

    相应的淋巴结也出现钙化（Ranke = Ghon + 钙化淋巴结）。
  - 进行性原发性感染：

    细胞介导的免疫力差，如艾滋病病毒。
- 原发性肺结核后：
  - 先前潜伏/潜伏感染的重新激活或再次感染。

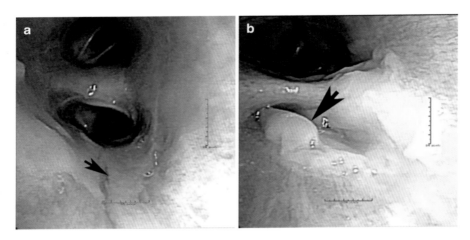

图20.1 （a）左主支气管远端伪膜（箭头：纤维性渗出物）的支气管内图像。（b）它们会塌陷，导致气道阻塞和气道栓形成（箭头）

- 粟粒性结核：
  - 遍布全肺和全身的无数肉芽肿性结节（1～3 mm）
  - 通常见于原发性进行性结核或原发性结核后期，疾病通过血液途径在全身播散

## 20.1.2 支气管镜检查

- 支气管活检钳可对气道内明显病变进行活检，但当痰液为阴性时，大多数诊断是通过支气管刷检或支气管肺泡灌洗（bronchoalveolar lavage, BAL）。
- 病变可能是呼吸道黏膜溃疡和坏死（图20.1a）。
  - 反复对溃疡的表面和边缘进行活检，以获得活性微生物培养的过程。
  - 这些病变塌陷导致气道阻塞和气道栓形成（气道铸模）（图20.1b）。
  - 愈合后的炎症和溃疡可导致气道狭窄。
  - 结核病相关的气道狭窄是全球最常见的气道狭窄形式。
    可能与其他吸入性暴露有关，并产生称为炭疽纤维化的气道损伤（图20.2）。

图20.2 有肺结核治疗史的患者的支气管内图像。这种现象被称为炭疽性纤维化。在全球范围内，它可能与结核病和吸入性暴露有关

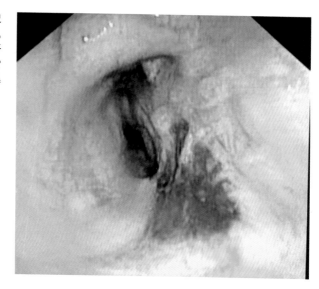

图20.3 一名年轻患者的原发性结核病表现为左肺上叶实变

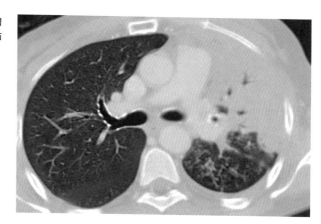

## 20.1.3 影像学

### 20.1.3.1 原发性肺结核

- 肺的初始病灶可能太小而无法识别，或发展成斑片状或大叶性实变——主要见于成人（图20.3）。
- 单侧肺门或纵隔淋巴结病变是原发性结核病的特征（图20.4a、b）。
- 结核累及淋巴结的典型特征为淋巴结内低密度中心，外周强化。

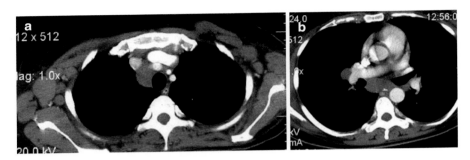

图20.4　一名23岁男性单侧淋巴结病肿大的原发性结核病。（a）右侧气管旁，（b）隆突下和肺门的淋巴结肿大

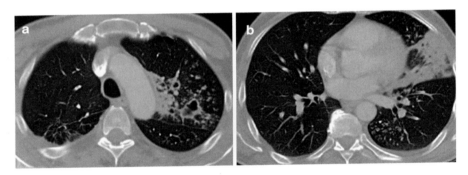

图20.5　原发性结核病后的再感染。（a）左肺上叶舌段实变和（b）左下叶有多个小叶中心结节（树芽征）和空洞

- 胸腔积液：
  - 在成年人中更为常见

### 20.1.3.2　继发性肺结核病

- 疾病的分布是上叶的尖段、后段；下叶的背段。
- 可见实变伴空洞形成。
- 空洞通常为厚壁空洞（未经治疗）。
- 具有小叶中心分布的结节和树状芽影（支气管内扩散的征象）（图20.5a、b）。
- 小叶间隔增厚和索条影。
- 淋巴结肿大在继发性肺结核中很少见。

图20.6 一名48岁男性艾滋病患者。双肺散布无数1～3 mm结节，与粟粒性结核一致

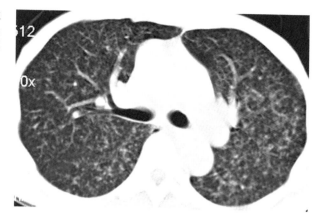

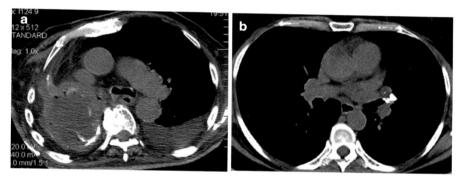

图20.7 结核病并发症的影像。(a)慢性脓胸伴胸膜增厚、钙化和纤维胸。(b)支气管结石伴左侧肺门淋巴结钙化，侵蚀到左肺上叶支气管

### 20.1.3.3 粟粒性肺结核

- 肺结核在肺部的血源性播散，可作为原发性或继发性肺结核病的特征，并伴有双肺弥漫性1～5 mm结节（图20.6）。

### 20.1.3.4 肺结核的并发症（图20.7a、b）

- 肺实质结构变形，伴有纤维化和囊肿/空洞的形成。
- +/－可见继发性足分枝杆菌。
- 支气管扩张伴或不伴支气管狭窄和支气管结石形成（钙化结节侵蚀支气管）。
- 可见慢性胸腔积液、增厚和钙化（纤维胸）伴脓胸。

- 缩窄性心包炎可伴或不伴心包钙化。
- 拉斯穆森动脉瘤（Rasmussen动脉瘤）是指肺结核空洞侵蚀到肺动脉分支（可能是致命的）。

### 20.1.4 病理学

外科病理学

- 局限性结节由一个或多个肉芽肿（有/无朗格汉斯巨细胞的上皮样巨噬细胞）组成，周围环绕淋巴细胞（图20.8a、b）。
- 肉芽肿是坏死或非坏死性的；肺结核的坏死通常"暗淡的"，有大量的中性粒细胞碎片，使其外观呈嗜碱性（图20.8）。
- 肉芽肿通常位于细支气管内或周围，可能是多发性的，特别是在粟粒性结核中（图20.9a、b）。

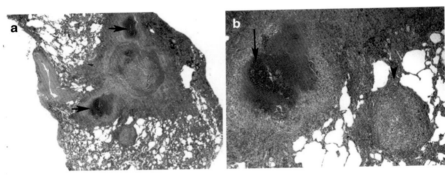

图20.8 （a）结核性肺坏死性肉芽肿区域（箭头）。（b）出现明显的嗜碱性坏死（箭头）以及较小的非坏死性肉芽肿（箭头）

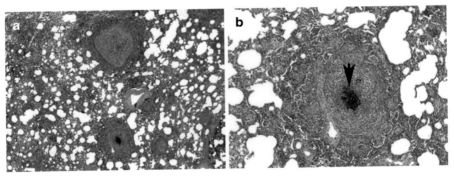

图20.9 粟粒性肺结核，伴有（a）多发性坏死性肉芽肿和（b）嗜碱性中央坏死灶（箭头）

### 20.1.5 细胞病理学

- 在细胞学标本中发现结核和非结核标本相似。
- 可见上皮样组织细胞和慢性炎症细胞的松散聚集（图20.10）。
- 背景可能显示坏死，也可能不显示坏死（图20.11a、b）。
- 诊断依赖于抗酸生物的鉴定。
- 微生物染色可以在细胞块或直接涂片上进行（图20.12a、b）。
  - 当微生物大量存在时，抗酸杆菌可能在罗曼诺斯基型染色中出现阴性图像。

图20.10　上皮样组织细胞聚集在坏死和急慢性炎症的背景下；改良罗曼诺斯基染色，中等放大倍数

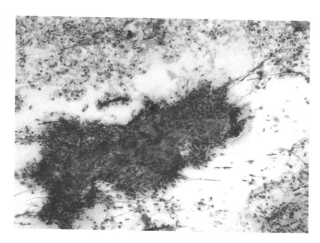

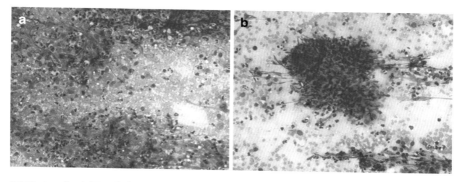

图20.11　（a）坏死和急、慢性炎症；改良罗曼诺斯基染色，高倍镜。（b）松散形成肉芽肿，改良罗曼诺斯基染色，高倍镜

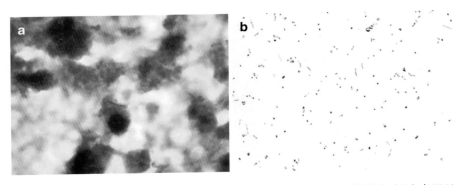

图20.12 （a）细胞学涂片上抗酸生物（Ziehl-Neelsen染色；高倍镜）。（b）在FNA样本中，分散的结核分枝杆菌呈粉红色，局部呈串珠状

## 20.2　非结核分枝杆菌感染

### 20.2.1　临床表现

- 与结核病不同，非结核分枝杆菌（non-tuberculous mycobacteria, NTM）在人与人之间传播是极其罕见的。
- 免疫功能正常患者肺部受累的主要模式包括：
  - 纤维空洞型——感染发生在重度吸烟或酗酒的中老年男性
  - 结节性支气管扩张——感染发生在无结构性肺部疾病的老年女性
  - 过敏性肺炎/热浴肺病——健康热浴使用者对雾化性NTM的肉芽肿性超敏反应（而不是真正的感染）
- 这些感染更持久，病程缓慢，症状不太严重。
- 淋巴结肿大不是常见特征。
- 肺外表现不常见或无。

### 20.2.2　影像学

- 纤维空洞型——CT主要成像特征：
  - 肺上叶形成薄而光滑的腔壁（较少与实变相关），伴有纤维化和相关的胸膜反应或增厚（胸膜积液罕见）（图20.13a、b）。

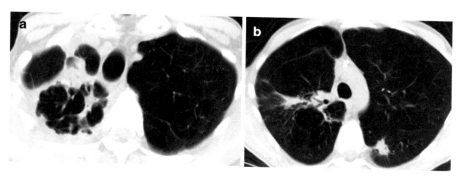

图20.13    一位56岁吸烟的肺气肿患者NTM感染。（a）注意右上叶的薄壁空洞、结构变形和胸膜增厚，（b）左肺有一个结节

图20.14    一名NTM感染的66岁女性，伴有中叶支气管扩张，中叶和舌叶支气管周围实变以及分散的双侧小中心结节（Lady Windermere综合征）

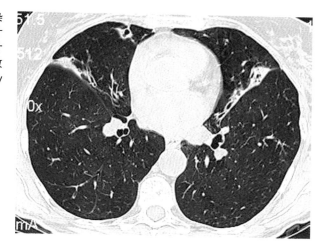

- 支气管扩张结节型——CT上的主要影像学特征：
    - 圆柱状支气管扩张和散在的小结节（<5 mm），明显好发于右中叶和左上叶舌状段（温德米尔夫人综合征）（图20.14）
- 热浴肺病CT主要成像特征：
    - 双肺界限不清的小叶中心叶磨碎玻璃结节和低衰减区域，类似于亚急性过敏性肺炎（图20.15）

图20.15　鸟分枝杆菌（MAI）引起的热浴肺。双肺均可见界限不清的小叶中央磨玻璃结节。注意低衰减和空气潴留征的区域。影像学表现为亚急性过敏性肺炎

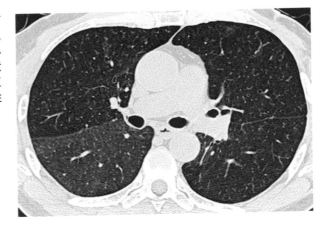

图20.16　慢性细支气管炎伴散在细支气管周围松散形成的肉芽肿（箭头）

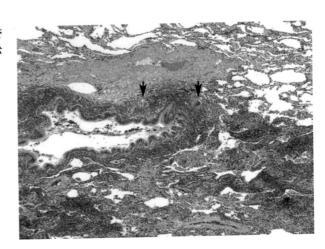

## 20.2.3　病理学

### 20.2.3.1　外科病理学

- 纤维空洞型
  - 坏死性肉芽肿和区域性坏死，与肺结核相似
- 结节性支气管扩张
  - 慢性细支气管扩张伴细支气管周围松散形成的肉芽肿和巨细胞（图20.16）

图20.17　慢性细支气管炎伴巨细胞增生及周围肺泡组织炎

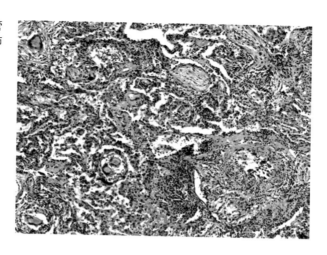

- 过敏性肺炎/热浴肺病
  - 慢性细支气管炎伴散在肉芽肿和（或）巨细胞，周围肺有组织性肺炎（图20.17）
  - 肺泡间隙可能有渗出物

### 20.2.3.2　病理学鉴别诊断

- 真菌感染
- 吸入性肺炎
- 结节病
- 由于环境暴露而引起的过敏性肺炎（见第2章）

### 20.2.3.3　病理学辅助研究

- 抗酸染色
  - Ziehl–Neelsen染色：吞噬细胞（如组织细胞）内出现杆菌（图20.18）
  - Kinyoun染色
  - Fite染色（部分抗酸）
  - 金胺染色（免疫荧光法）
- 抗分枝杆菌的敏感性需要微生物培养
- 分子技术
  - 核酸扩增（聚合酶链反应）
  - DNA测序

图 20.18 Ziehl–Neelsen
染色后显示织细胞内含有
抗酸杆菌（箭头）

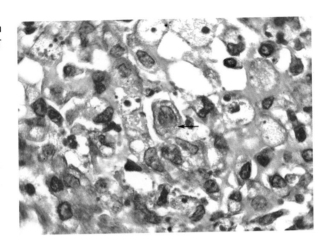

# 参考文献

[1]  Aubry MC. Necrotizing granulomatous inflammation: what does it mean if your special stains are negative? Mod Pathol. 2012; (Suppl 1): S31–38.

[2]  Cano-Muniz S, Anthony R, Niemann S, et al. New approaches and therapeutic options for *Myocbacterium tuberculosis* in a dormant state. Clin Microbiol Rev. 2017; 31(1).

[3]  Farver CF, Jagirdar J. Mycobacterial diseases, Chapter 11. In: Zander D, Farver CF, eds., Pulmonary Pathology, a volume in the series *Foundations in Diagnostic Pathology*, J. Goldblum ed., 2nd ed. Philadelphia: Elsevier; 2018.

[4]  Goussard P, Gie R. The role of bronchoscopy in the diagnosis and management of pediatric pulmonary tuberculosis. Expert Rev Respir Med. 2014; 8(1): 101–109.

[5]  Hunter RL. Pathology of post primary tuberculosis of the lung: an illustrated critical review. Tuberculosis (Edinb). 2011; 91(6): 497–509.

[6]  Jeong YJ, Lee KS. Pulmonary tuberculosis: up-to-date imaging and management. AJR Am J Roentgenol. 2008; 191(3): 834–844.

[7]  Martinez S, Mcadams HP, Batchu CS. The many faces of pulmonary nontuberculous mycobacterial infection. AJR Am J Roentgenol. 2007; 189(1): 177–186.

[8]  Ravimohan S, Kornfeld H, Weissman D, et al. Tuberculosis and lung damage: from epidemiology to pathophysiology. Eur Respir Rev. 2018; 27(147): 170077.

[9]  Tomashefski J, Farver CF. Mycobacterial infections, Chapter 9. In: Tomashefski J, Cagle P, Farver C, Fraire A, eds. *Dail and Hammar's Pulmonary Pathology*. 3rd ed. New York: Springer-Verlag New York, Inc.; 2008. p. 316–248.

# 21 病毒感染

## 21.1 一般临床表现

- 病毒性肺炎根据宿主免疫可分为2种类型：
  - 免疫功能低下的宿主（例如，"流感季节"和甲型及乙型流感）：通常称为"非典型肺炎"
  - 免疫缺陷宿主的病毒性肺炎（例如，实体器官移植后的CMV）中的病毒性肺炎
- 呼吸道病毒往往影响年轻人（儿童）、老年人和资源贫瘠地区的人。
- 病毒性肺炎比细菌性肺炎更常见。
- 大多数社区获得性病毒感染是由RNA病毒引起的，但腺病毒和人类博卡病毒除外，它们是DNA病毒。
- 医院获得性病毒性肺炎更常见于免疫功能受损的患者，但也可能发生在免疫功能正常的患者。

## 21.2 一般影像学表现

- 薄层CT是能完整体现疾病和并发症的首选影像学检查，尤其是在X线片正常的情况下。
- 所见影像学表现包括：
  - 实质衰减异常（马赛克征）很常见。
  - 磨玻璃样变和斑片状实变（支气管肺炎型）。
  - 结节（+/- 晕征 =HSV，VZV，CMV；钙化（VZV）、微结节和树芽混浊。

- 小叶间隔增厚（+/– GGO伴"铺路石征"，如SARS；+/– 汉坦病毒引起的急性呼吸窘迫综合征）。
- 支气管壁增厚和（或）支气管扩张（腺病毒）。
- 其他表现可能包括：
  - 肺大泡（流感）
  - 胸腔积液
  - 淋巴结肿大（麻疹）

## 21.3　一般病理类型

- 弥漫性肺泡损伤（肺泡内水肿、纤维蛋白、细胞浸润、透明膜等）
- 肺泡内出血
- 间质炎症
- 机化性肺炎（宿主组织的非特异性修复机制）

## 21.4　RNA病毒

### 21.4.1　临床表现

- 大多数社区获得性呼吸道病毒是RNA病毒。
- 7种最常感染肺部的RNA病毒：
  - 正黏病毒科：
    甲型流感：
    - H1N1
    - H1N2
    - H3N2
    乙型流感
  - 副黏病毒科：
    副流感
    麻疹
    呼吸道合胞病毒（respiratory syncytial virus, RSV）
    人偏肺病毒（human metapneumovirus, HMPV）
  - 微小核糖核酸病毒科：
    肠道病毒

　　－　逆转录病毒科：

　　　　人类T细胞嗜淋巴病毒1型（HTLV-1）

　　－　布尼亚病毒科：

　　　　汉坦病毒

　　－　冠状病毒科：

　　　　重症急性呼吸综合征（SARS）：SARS-CoV1和SARS-CoV2中东呼吸综合征（MERS）

● 大多数患者的临床症状类似于发热、呼吸困难和具有浸润性胸部影像学证据（甲型流感和乙型流感；副流感病毒和麻疹）。

　　－　呼吸道合胞病毒是婴儿、儿童喉炎的最常见原因。

　　　　可能发生在老年患者，特别是充血性心力衰竭或慢性肺部疾病。

　　－　副流感病毒通常见于年轻、老年和（或）免疫功能低下的患者。

● 更多急性临床表现见于汉坦病毒和SARS

　　－　SARS-CoV1和SARS-CoV2有严重的下呼吸道疾病。

　　－　SARS-CoV2导致2020年大流行病期间超过10万人死亡。

## 21.4.2　影像学

● 呼吸道合胞病毒（图21.1a、b）：

　　－　小叶中心结节：

　　　　可扩散至细支气管周围实变

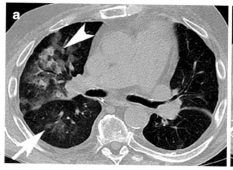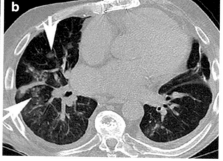

图21.1　呼吸道合胞病毒。胸部CT平扫。（a）散在小叶中央的小结节（箭头）和支气管周围的小中叶实变（箭头）。（b）小叶中心结节伴斑片状磨玻璃样影（箭头）

- 片状毛玻璃影
- 人偏肺病毒（图21.2a、b）：
  - 毛玻璃影
  - 实变

### 21.4.3 病理学

#### 21.4.3.1 外科病理学

- 呼吸道合胞病毒（图21.3）
  - 显著的毛细支气管炎，可能有坏死区域。
  - 气道内充满纤维蛋白、坏死细胞和混合性炎症细胞。

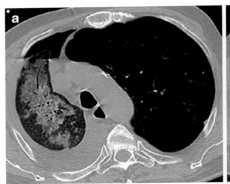
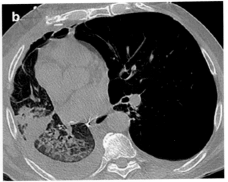

图21.2　人偏肺病毒。胸部CT平扫。（a）严重肺气肿（原发左肺）的单侧肺移植（右肺）中HMPV感染引起磨玻璃影和实变。（b）移植右肺内少量液气胸

图21.3　呼吸道合胞病毒。外科病理学。RSV+的重症肺炎患者细支气管伴有反应性上皮、溃疡和急性炎症（箭头）

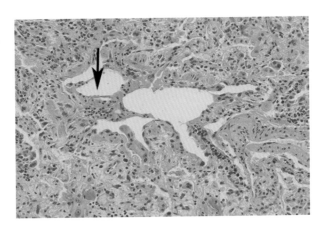

　　－ 可见上皮合胞细胞。

- 副黏病毒

　　－ 以存在于细胞膜中的融合蛋白而闻名，是疫苗和抗病毒药物的靶点。

　　－ 副流感（图21.4）

　　　　支气管肺炎合并明显的细支气管炎。可见感染细胞增大。

　　　　细胞质空泡、多核巨细胞和合胞体的形成有助于诊断；通常发生在感染后期。

　　　　大多数临床诊断无须组织活检。

　　－ 麻疹（图21.5）

　　　　多核巨细胞，通常每个细胞 > 20个核。

图21.4　副流感病毒。胸腔镜活检。间质性肺炎伴散在多核巨细胞（箭头）

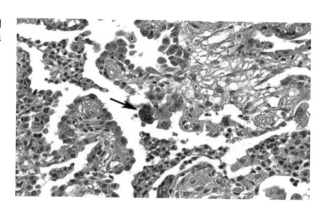

图21.5　麻疹。支气管镜活检。多核巨细胞漂浮在肺泡腔内

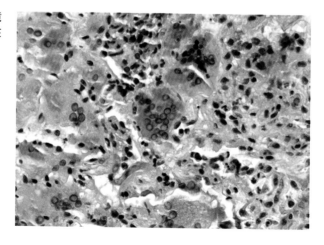

## 21.5  DNA 病毒

### 21.5.1  临床表现

- DNA 病毒：腺病毒科
    - 腺病毒

        上呼吸道症状

        结膜炎
    - 单纯疱疹病毒（herpes simplex virus, HSV）
    - 水痘-带状疱疹病毒
    - 巨细胞病毒（cytomegalovirus, CMV）
    - EB病毒（Epstein-Barr virus, EBV）
    - 人乳头瘤病毒（human papillomavirus, HPV）
- 这些病毒主要存在于免疫低下的环境中
    - 腺病毒
    - HSV
    - CMV
    - EBV

        器官移植术后患者
    - HPV

### 21.5.2  影像学

- 腺病毒（图21.6a、b）
    - 气道炎症，可因空气滞留和支气管壁增厚而产生马赛克衰减。
    - 可能出现小气道结节。

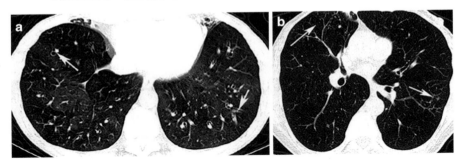

图21.6  腺病毒。胸部CT。空气滞留和支气管壁增厚导致的马赛克肺衰减（箭头）。可见小的分支肺结节（箭头）

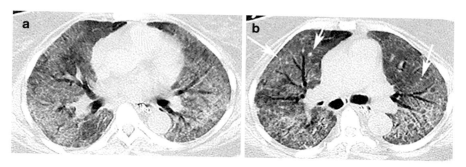

图21.7 巨细胞病毒。胸部CT。(a)弥漫性磨玻璃影,小叶间隔增厚。(b)双侧小肺结节(箭头)

图21.8 EB病毒。胸部CT。EB病毒感染伴胸膜实变和左肺下叶小结节(箭头)

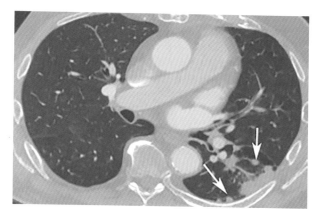

- 巨细胞病毒(图21.7a、b)
  - 弥漫性磨玻璃影很常见。
  - 可能出现结节。
- EB病毒(图21.8)
  - 实变和(或)结节常见。

### 21.5.3 支气管镜检查

- 巨细胞病毒(图21.9)
  - 巨细胞病毒的支气管内表现是非特异性的,可以是单纯性支气管炎,并伴有肺炎、结肠炎等多种全身性表现。
  - 也有与严重黏膜坏死或更细微的白斑相关的严重梗阻性病变的病例。

图21.9 巨细胞病毒。支
气管内镜图像。肺移植患
者吻合线下内侧壁有细微
白斑

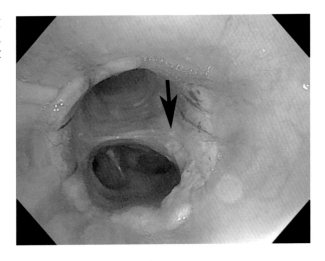

图21.10 HPV乳头状瘤。
支气管内镜图像。图像显
示气管内息肉样病变聚集

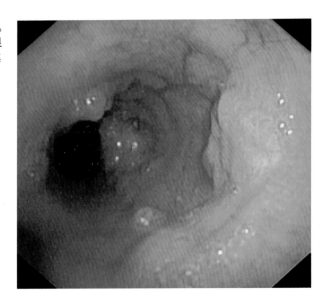

- 支气管内活检可发现病毒包涵体，BAL也可能分离出独立于任何支气管内疾病的病毒。
- 人乳头瘤病毒（图21.10）
  - 可能导致气管息肉样病变。

    可能会转化为鳞状细胞癌。

    支气管内活检标本可用于组织学评估和HPV病毒检测。

## 21.5.4　病理学

### 外科病理学

- 腺病毒（图21.11a，b）
    - 支气管中心型坏死性肺炎：
        早期包涵体是具有周围染色质的两性结构。
        成熟的包涵体有更多的嗜碱性核，呈"破碎细胞"形态。
        肺泡腔充满了渗出的血液和组织碎片。
- 巨细胞病毒（图21.12a-e）
    - 间质性肺炎很常见。
    - 可见坏死性肺炎局灶区。
    - 包涵体通常有单个核包涵体和多个可被Gomori六胺银染色的嗜碱性细胞质包涵体。
- 单纯性疱疹病毒（图21.13a-d）
    - 坏死性气管支气管炎，边缘可见包涵物。
    - 坏死性肺炎有出血性坏死和核热性碎片。
    - 多核和核成型磨玻璃核染色质和细胞质气球样变性。
- 水痘病毒（图21.14a、b）
    - 出血性病灶伴灶性坏死。
    - 病变边缘可见多核合胞细胞。

## 21.5.5　细胞病理学

- 单纯疱疹病毒（图21.13d）
    - 增生的上皮细胞有多核，透明染色质开放，核成型。

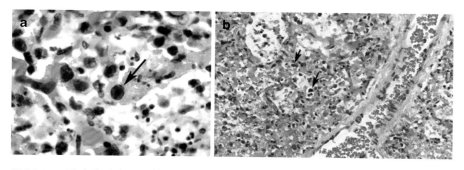

图21.11　腺病毒肺炎。尸检肺。（a）坏死性肺炎，早期包涵物（箭头）被坏死性肺炎包围。（b）嗜碱性包涵体（箭头）或所谓的破碎细胞代表更成熟的包涵体

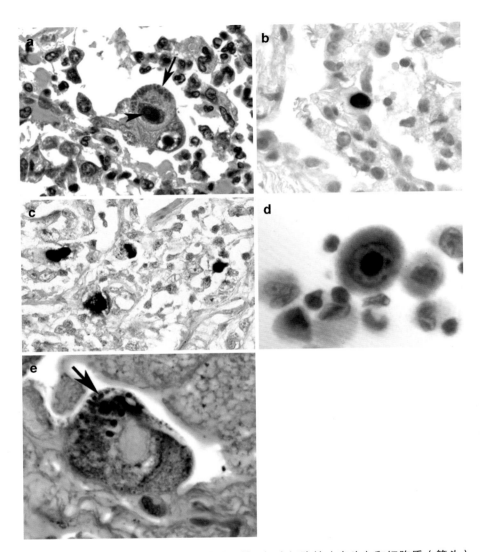

图21.12　巨细胞病毒肺炎。支气管镜活检。（a）细胞核（尖头）和细胞质（箭头）包涵体存在于CMV感染的巨噬细胞中。（b）疫组化染色早期核抗原（棕色染色）。（c）cmV病毒RNA的显色原位杂交能凸显多个CMV感染细胞。（d）支气管肺泡灌洗标本，可见巨大的CMV感染细胞，并有明显的核包涵。（e）Gomori六胺银染色显示CMV感染细胞的细胞质包涵体（箭头）

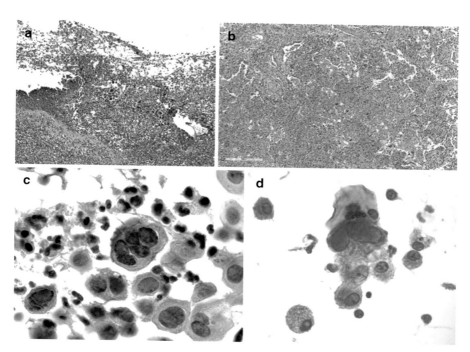

图21.13 单纯疱疹病毒性肺炎。尸检肺。（a）坏死性气管支气管炎伴溃疡内多核疱疹性包涵体。（b）老年重度慢性阻塞性肺病患者的疱疹性肺炎。（c）上皮细胞增多，多核化。（d）细胞学制备的疱疹性包涵体，带有开放的透明染色质和核模，以及一个扩大的鳞状上皮细胞，用于大小比较；（支气管肺泡灌洗细胞离心制剂；巴氏染色）

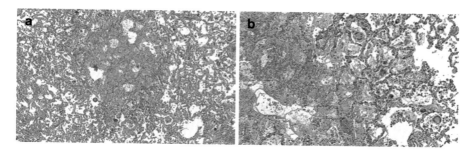

图21.14 水痘病毒性肺炎。（a）出血性坏死灶伴周围早期急性肺损伤。（b）出血性病灶边缘可见肺泡腔内多个病毒感染的合胞细胞

辅助研究

- 直接检测血液和（或）呼吸道分泌物是检测大多数呼吸道病毒抗原的最常见方法。
- 聚合酶链反应（polymerase chain reaction, PCR）检测广泛用于分泌物（肺泡灌洗液）。
- 组织检测包括：
  - 组织化学研究包括Gomori六亚甲基四胺银染（gomori methenamine silver, GMS）染色可以检测的胞浆内CMV包涵体（图21.12e）。
  - 免疫组化检测可提高炎症的诊断率（图21.12b）。
  - 原位杂交。
    CMV（图21.12c）

## 参考文献

[1] Cavallazzi R, Ramierez JA. Influenza and viral pneumonia. Clin Chest Med. 2018; 39: 703−721.

[2] Cunha BA. Cytomegalovirus pneumonia: community-acquired pneumonia in immunocompetent hosts. Infect Dis Clin N Am. 2010; 24: 147−158.

[3] Fortes HR, von Ranke FM, Escuissato DL, et al. Recurrent respiratory papillomatosis: a state-of-the-art review. Respir Med. 2017; 126: 116−121.

[4] Keshishyan S, DeLorenzo L, Hammoud K, et al. Infections causing central airway obstruction: role of bronchoscopy in diagnosis and management. J Thorac Dis. 2017; 9: 1707−1724.

[5] Murdoch DR. How recent advances in molecular tests could impact the diagnosis of pneumonia. Exp Rev Mole Diagn. 2016; 16: 533−540.

[6] Pritt BS, Aubry MC. Histopathology of viral infections of the lung. Semin Diagn Pathol. 2017; 34: 510−517.

# 22  常见真菌感染

本章回顾了北美8种最常见的肺部真菌感染中的6种（表22.1）。

## 22.1  曲霉菌病

### 22.1.1  临床表现

- 腐生性曲霉病（曲霉球）
  - 曲霉球——菌丝与黏液和碎片混合，定植于先前存在的空洞
  - 最常见的原因是由于之前的结核感染或无组织侵犯的结节病造成的瘢痕
  - 会导致咯血
- 变应性支气管肺曲菌病
  - 哮喘患者对曲霉菌的过敏反应导致扩张支气管的黏液被真菌菌丝和嗜酸粒细胞堵塞

表22.1  北美最常见的真菌感染

| 地 方 病 | 机 会 致 病 |
|---|---|
| 组织胞浆菌病——俄亥俄州和密西西比州山谷 | 曲霉菌病 |
| 球孢子菌病——美国西南部和墨西哥 | 隐球菌病 |
| 芽孢菌病——北美特有 | 假丝酵母菌病 |
| | 毛霉菌病 |
| | 卡氏肺孢子虫肺炎（卡氏肺孢子虫病） |

- 半侵袭性（慢性坏死性）曲霉病
  - 慢性类固醇治疗、糖尿病、酗酒、虚弱和慢性阻塞性肺病患者
- 气道侵袭性曲菌病（急性气管支气管炎、支气管炎、支气管肺炎）
  - 见于中性粒细胞减少症、艾滋病和肺移植后患者
- 血管侵袭性曲菌病
  - 重度中性粒细胞减少症和移植后免疫抑制患者

### 22.1.2　影像学

- 曲霉球（图22.1a、b）
  - 空腔内的圆形团块（通常为上叶），新月形空气将依赖性（附着性）团块与非依赖性（非附着性）空腔壁隔开。
    肿块通常随着患者体位的改变而移动
- 变应性支气管肺曲菌病（图22.2a、b）
  - X线片上支气管分布呈管状、"手套征"模糊影。
  - CT显示支气管扩张（通常为上叶，节段性或亚节段性）伴黏液样嵌塞。
  - 在约30%的病例中，支气管内物质可能出现增强的衰减或钙化。
- 半侵袭性曲霉病（图22.3a、b）
  - 实变+/-空洞，或结节样模糊影，可发展数月至数年
- 气道侵袭性曲霉菌病（图22.4a-c）

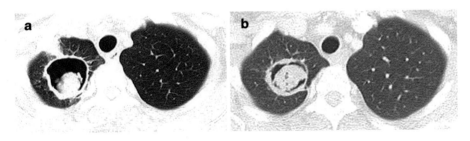

图22.1　曲霉菌病。2例不同患者右肺上叶的曲霉球。（a）胸部CT平扫。在薄壁空腔附着的圆形团块，周围有空气新月征。（b）真菌球几乎填满了空洞，只有一层薄薄的空气

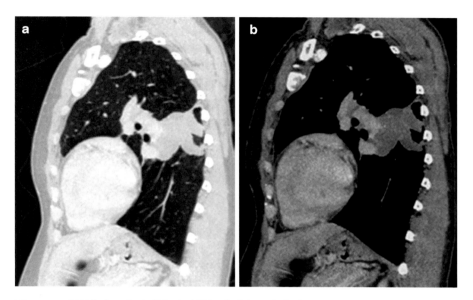

图22.2　曲霉菌病。有哮喘和嗜酸粒细胞增多症病史的患者的ABPA和（**a**）肺部CT增强胸部矢状面重构图像和（**b**）纵隔窗设置。两幅图像均显示在左肺下叶上段的管状、分支状阴影伴软组织衰减（"指套征"），提示支气管扩张伴黏液沉着。与相邻血管不同，扩张的支气管未见强化

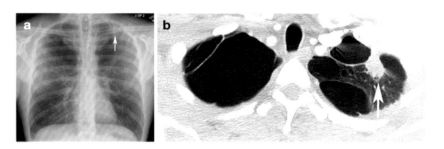

图22.3　曲霉菌病。（**a**）半侵袭性曲菌病伴严重的大疱性肺水肿（CXR）和（**b**）胸部CT平扫显示边界不清的左肺尖部结节（箭头），数月后发展成类似恶性肿瘤

- 小叶中心结节和树芽状阴影（毛细支气管炎）、支气管壁增厚（支气管炎）和支气管周围实变（支气管肺炎）。
- 血管侵袭性曲霉病（图22.5a、b和图22.6a、b）
  - 中性粒细胞减少伴发热患者周围磨玻璃结节（由于周围出血）被认为具有高度提示性。
    鉴别诊断为毛霉菌病和假丝酵母菌病。

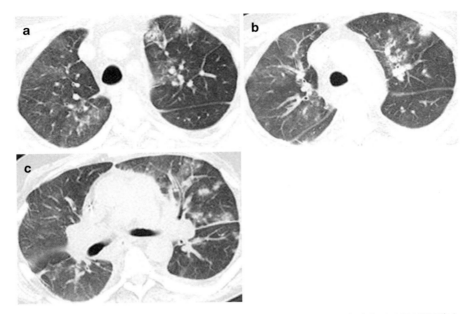

图22.4　曲霉菌病。艾滋病患者的气道侵袭性曲霉病。( a ～ c ) 胸部CT示以双肺上叶为主的多发小叶中心结节，伴有磨玻璃影和支气管壁增厚

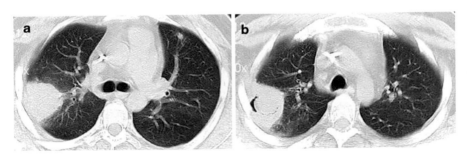

图22.5　曲霉菌病。血管侵袭性曲霉病。急性髓系白血病伴重度中性粒细胞减少；( a ) 初始胸部CT显示周围性右肺上叶肿块，周围有轻度磨玻璃晕。( b ) 2周后获得的CT胸片示肿块内有空气新月征的形成

- 以胸膜为基础的楔形实变（出血性梗死）。
- 2 ～ 3周后，随着中性粒细胞减少症的恢复，可能出现空气新月影（由于坏死肺脱落或相邻健康肺实质的"肺隔离"）。

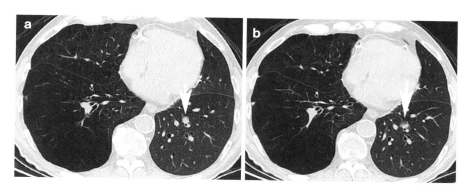

图22.6 曲霉菌病。血管侵袭性曲霉病。单侧左肺移植后慢性免疫抑制剂治疗。（a）胸部CT。右肺本身有严重的肺气肿。注意左肺下叶内有5 mm实性结节。（b）4天后胸部CT平扫显示结节周围的磨玻璃晕（箭头）

图22.7 曲霉菌病。支气管镜检查图像。支气管内曲菌菌病。注意黑色病变（箭头）

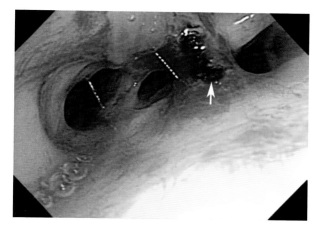

### 22.1.3 支气管镜检查

- 与特定的微生物、宿主因素和位置相关的支气管内累及范围广的真菌疾病。

- 外观范围从局部斑（图22.7）和曲菌球（图22.8）到侵袭性曲霉菌完全侵袭性坏死。

- 病理学的刷检和支气管内活检以及组织培养有助于诊断。

图22.8　曲霉菌病。支气
管镜检查图像。支气管内
曲菌病。支气管内曲菌球
伴气道外黑色坏死性肿块
（箭头）

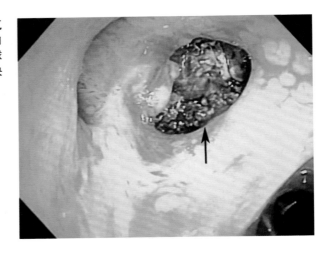

图22.9　曲霉菌病。楔形
切除。真菌菌丝具有锐角
分枝和分隔菌丝，与曲霉
一致（Gomori甲氰胺银
染色）

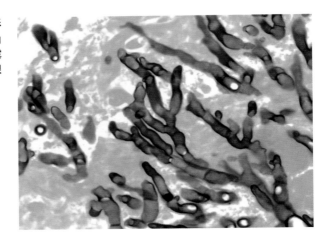

## 22.1.4　病理学

### 22.1.4.1　外科病理学

- 真菌菌丝具有锐角分枝和隔膜（图22.9）。
- 烟曲霉是肺部疾病中最常见的真菌。
- 黑曲霉在组织中有一种特有的黑色素，其中含有极化时可见的草酸盐晶体（图22.10a、b）。
- 曲霉球：真菌菌丝伴纤维空洞，无组织浸润（图22.11）。
- 慢性肺曲球：真菌菌丝浅表侵入气道（图22.12a、b和图22.13a、b）。
- 侵袭性曲霉菌病：真菌菌丝侵入缺血性梗死血管（图22.14a、b）。

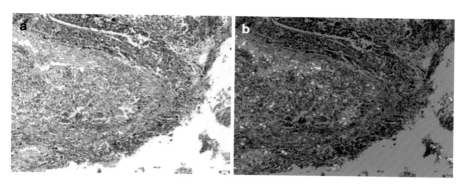

图22.10 曲菌球。尸检标本。(a)黑曲霉真菌菌丝侵入气道，苏木精和伊红切片上呈棕色/黑色色素。(b)由真菌产生的草酸盐晶体通常在偏振光下可见

图22.11 曲菌球。楔形切除标本。曲霉球伴真菌菌丝出现在扩张的气道内

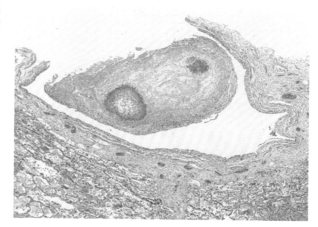

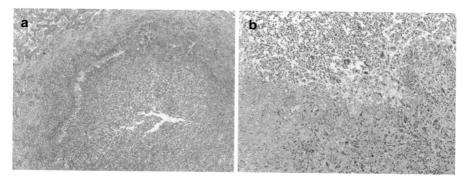

图22.12 慢性肺曲霉菌病。楔形切除标本。(a)支气管壁伴浅表气道溃疡。(b)气道表面有肉芽肿性炎症

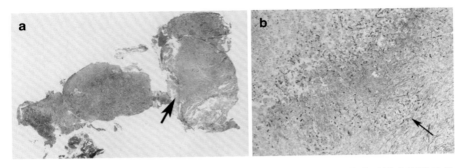

图22.13　慢性肺曲霉菌病。活检标本。（a）支气管壁溃疡和真菌菌丝符合慢性肺曲菌病。箭头表示溃疡和真菌侵袭的区域。（b）Gomori六胺银染色突出气道浸润深度（箭头）

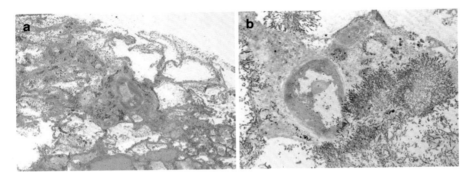

图22.14　侵袭性曲霉病。尸检标本。（a）侵袭性曲霉病和肺动脉周围有缺血性梗死。（b）Gomori六胺银染色突出真菌菌丝侵入血管壁

### 22.1.4.2　细胞病理学

- 细长均匀的隔状菌丝具锐角分枝（图22.15）。
- 切片背景从清晰（气道来源标本）到坏死或肉芽肿（肿块病灶）。
- 伴随的炎症可能包括嗜酸粒细胞。

### 22.1.4.3　病理学鉴别诊断

- 其他真菌菌丝形式包括毛霉。

### 22.1.4.4　辅助研究

- 需要Gomori六胺银（GMS）组织化学染色来查看所有真菌菌丝。

图22.15 曲霉菌病。细胞病理学（巴氏染色，肺泡灌洗液基细胞学）。具有锐角分枝的均匀分隔菌丝

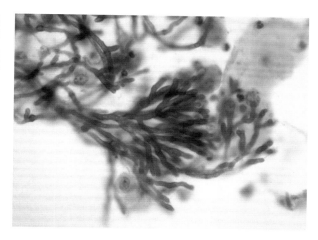

- 也可以使用过碘酸-希夫染色（periodic acid-Schiff, PAS）。
  - 这种染色可以更好地显示毛霉病，因为它是弱GMS阳性的。

## 22.2 组织胞浆菌病

### 22.2.1 临床表现

- 荚膜组织胞浆菌引起的感染。
  - 非接触传染的
  - 美国最常见的地方性真菌感染。
  - 在俄亥俄州和密西西比河谷最常见。
- 发病机制和影像学特征类似于肺结核，大致分为3个阶段：
  - 原发性组织胞浆菌病或急性肺组织胞浆菌病。

    最初接触吸入性真菌形式可能完全无症状或导致流感样疾病。
  - 慢性肺组织胞浆菌病。

    通常见于慢性阻塞性肺病患者或潜在的结构性肺病。
  - 进行性播散性组织胞浆菌病。

    血源性扩散到多个器官。

    最常见于免疫功能低下的患者。
    - 艾滋病
    - 免疫抑制药物，即类固醇、化疗

－ 纤维化纵隔炎

　　组织胞浆菌病的慢性并发症

## 22.2.2　影像学

* 原发性组织胞浆菌病或急性肺组织胞浆菌病（图22.16a、b和图22.17）
  － 单侧实变或结节及肺门或纵隔淋巴结肿大（如有症状）。
  － 肉芽肿形成伴中心"靶"钙化（如果无症状或有愈合迹象）。

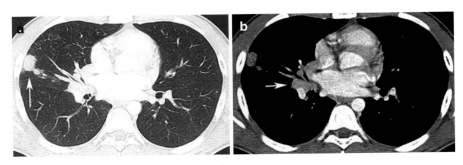

图22.16　组织胞浆菌病。胸部CT平扫。（a）急性组织胞浆菌感染显示外周12 mm右肺上叶结节与相邻的5 mm卫星结节（箭头）。（b）右肺门淋巴结肿大（箭头）

图22.17　胸部CT平扫。RUL钙化肉芽肿（尖头）和右侧气管旁淋巴结钙化（箭头）

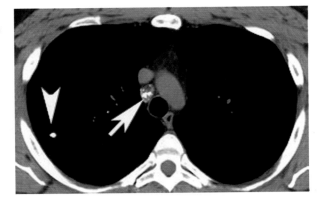

- 慢性肺组织胞浆菌病（图22.18）
  - 上叶纤维空洞性疾病（继发性肺结核或复发性肺结核）。
  - 支气管肺炎伴结节/实变，淋巴结肿大，+/− 支气管结石症。
- 进行性播散性组织胞浆菌病（图22.19a、b）
  - 粟粒型，1 ～ 3 mm结节遍布肺叶
  - 实变，+/− 空洞，+/− 淋巴结肿大
  - 肝脾肿大
- 纤维性纵隔炎（图22.20a–c）
  - 肺门或纵隔肿块或浸润性纵隔软组织伴钙化
  - 支气管、肺动脉或上腔静脉狭窄或阻塞

图22.18　慢性组织胞浆菌病。胸部CT平扫。左肺上叶7 mm空洞性肺结节。注意右肺上叶有支气管传播的迹象

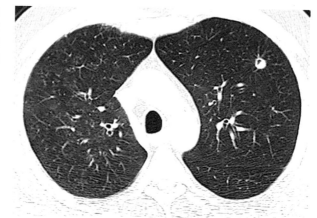

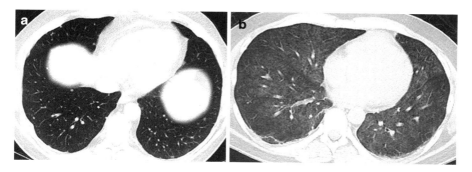

图22.19　进行性播散性组织胞浆菌病。CT胸部平扫。（a）弥漫性组织胞浆菌感染伴双侧多个2 ～ 4 mm散在肺结节。（b）粟粒性组织胞浆菌病伴无数微小结节散布于双肺

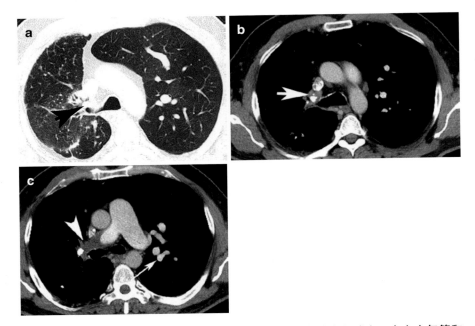

图 22.20  纤维性纵隔炎。（ a ）胸部 CT 肺窗图像显示右肺容积减少，右主支气管和右肺上叶支气管明显缩小（箭头）。（ b ）纵隔窗图像显示右肺门软组织伴钙化，导致右肺动脉和右支气管梗阻（箭头）。（ c ）注意右肺门软组织钙化（箭头），左肺动脉分支弯曲（尖头）

## 22.2.3  支气管镜检查

- 刷检和支气管内活检的病理学和组织培养有助于诊断。
- 与组织胞浆菌病相关的感染后状态是最常见的支气管内表现：
  - 支气管结石症（图 22.21）
  - 纤维性纵隔炎（图 22.22）

## 22.2.4  病理学

### 22.2.4.1  外科病理学

- 基于气道的坏死性和非坏死性肉芽肿（图 22.23a、b）。
- 荚膜组织胞浆菌是最常见的微生物（图 22.24）。

图22.21 组织胞浆菌病。支气管镜图像。继发于组织胞浆菌感染的钙化淋巴结患者的支气管突入主支气管

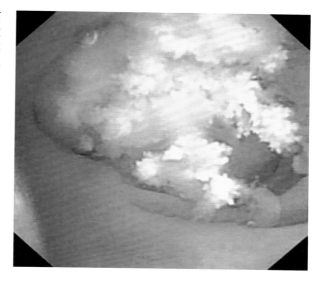

图22.22 支气管镜图像。与组织胞浆菌病相关的纤维化纵隔炎，支气管壁严重血管增生，与肺静脉阻塞相关，导致背压

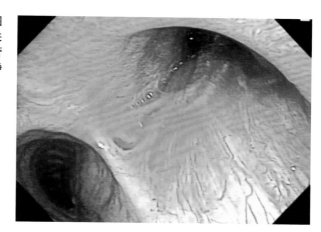

- 以肉芽肿玻璃样纤维化为特征的非活动性感染，可能伴有钙化。
- 弥散性组织胞浆菌病在组织中的组织细胞和细胞病理学制剂中有大量的生物（图22.25a、b）。

### 22.2.4.2 细胞病理学

- 在淋巴结和（或）肺结节的细针抽吸中可见肉芽肿。
- 播散性疾病中可见具有多种细胞内酵母形式的巨噬细胞（图22.25a、b）。

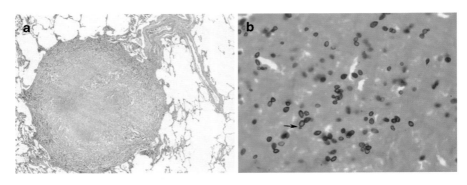

图22.23　组织胞浆菌肉芽肿。肺楔形切除。(a)气道坏死性肉芽肿伴有组织细胞边界和中央嗜酸性坏死。(b)组织胞浆酵母形态见于坏死中心；箭头指向芽殖酵母形式

图22.24　播散性组织胞浆菌病。支气管镜活检。组织性肺炎经苏木精和伊红染色可见泡沫组织细胞和细胞内微生物（点状）

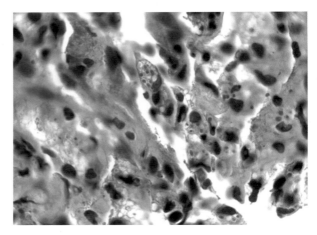

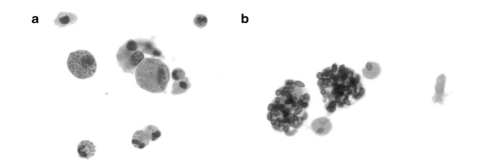

图22.25　肺结节。肺泡灌洗液，液基细胞学。(a)巨噬细胞帕氏染色显示细胞内有大量1～2μm的酵母形态。(b)染色显示巨噬细胞胞内有大量酵母形态，细胞壁在银染色剂上染成黑色

### 22.2.4.3  病理学鉴别诊断

- 其他肉芽肿性真菌感染
  - 隐球菌
  - 芽生菌
  - 假丝酵母菌
  - 卡氏肺囊虫
- 分枝杆菌感染引起的肉芽肿

### 22.2.4.4  辅助研究

- 真菌形态的组织化学研究
  - Gomori 六胺银染色（GMS）
  - 过碘酸–希夫染色（PAS）

## 22.3  卡氏肺孢子虫病

### 22.3.1  临床表现

- 卡氏肺孢子虫是人类感染的一种微生物。
- 机会性感染。
  - 艾滋病患者：（$CD4^+ < 200$ 细胞/$mm^3$）
  - 细胞免疫低下的免疫缺陷患者

    移植术后

    恶性肿瘤

    化疗后

    长期类固醇治疗
  - 表现为隐匿性咳嗽、低热及严重呼吸困难
- 在免疫功能正常的情况下，可见于慢性肺部疾病患者。

### 22.3.2  影像学

- 胸部X线检查
  - 肺门周围可见细网状分布，但30%的患者可见非特异性网状分布
    （图22.26a）

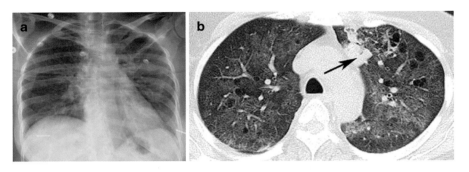

图22.26　艾滋病患者的卡氏肺孢子虫病。（a）胸部X线片显示双侧肺门周围网状不透明，范围从相对轻微到更明显的非心源性肺水肿。（b）胸部CT（肺窗）图像。双肺广泛的磨玻璃影，小叶区透明或相对稀疏（马赛克衰减）。左肺上叶中发现的小块实变（箭头）

图22.27　化学预防下艾滋病患者的卡氏肺孢子虫病。胸部CT（肺窗）图像。上叶为主，双侧斑片状、磨玻璃影，小叶间隔增厚和小叶内线条横穿（"铺路石征"）

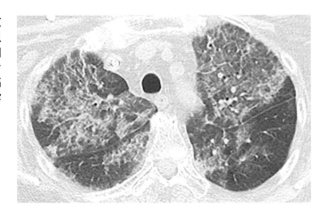

- 高分辨CT
  - 双侧磨玻璃影（斑片状，肺门周围或弥漫性）（图22.26b）。
  - 间隔增厚和小叶内线可能叠加在磨玻璃影上（"铺路石征"）（图22.27）。
- 非典型表现
  - 囊肿在化学预防中更为常见（多达1/3的患者，在HIV+患者中更多）
  - 实变（非艾滋病）
  - 孤立结节/肿块（罕见）
  - 树芽影，多发小结节，胸腔积液，淋巴结肿大

- 镓⁶⁷肺灌注扫描
  - 对检测早期PCP敏感（非特异性）

### 22.3.3 支气管镜检查

- 用于病理学和分子研究的刷检和支气管内活检（聚合酶链反应）有助于诊断。

### 22.3.4 病理学

#### 22.3.4.1 外科病理学

- 肺泡内的泡沫渗出物中有大量的银阳性微生物（图22.28a、b）
  - 多见于免疫功能严重受损的患者。
  - 未见肉芽肿。
- 气道肉芽肿伴外科病理学标记的玻璃样纤维化（图22.29）
  - 在免疫功能受损不严重的患者中，可能会发现肉芽肿。
  - 微生物很少见。

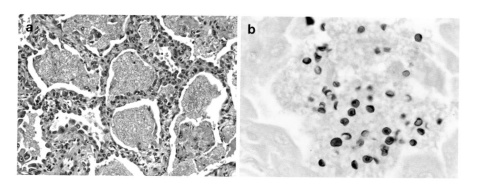

图22.28 卡氏肺孢子虫病。楔形切除。（a）泡沫状肺泡内渗出物伴反应性肺细胞。（b）GMS染色显示丰富的微生物。囊肿形态8～10 μm，中心有"点"

图22.29　卡氏肺孢子虫
肉芽肿病。楔形切除。气
道肉芽肿伴有明显的玻璃
样纤维化

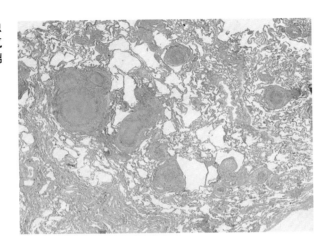

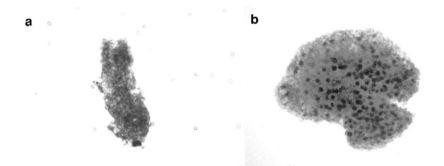

图22.30　卡氏肺孢子虫病。支气管肺泡灌洗液。(a)改良的吉姆萨染色显示泡沫状
的肺泡铸型，由大量与单个红细胞大小相近的单个囊肿组成。(b)肺泡铸型的GMS
染色显示具有密集的斑点的杯状囊肿

### 22.3.4.2　细胞病理学

- 泡沫状的肺泡铸模由大量与红细胞大小相当的单个囊肿组成（图
  22.30a、b）。

### 22.3.4.3　病理学鉴别诊断

- 肺部其他肉芽肿感染
  - 组织胞浆菌病
  - 假丝酵母菌病
  - 隐球菌病

- 免疫功能低下患者的渗出性肺炎
  - 细菌
  - 病毒
- 明显的肺水肿

#### 22.3.4.4 辅助研究

- 组织化学研究以凸显微生物。
  - 囊肿：银染阳性（图 22.28b）
  - 滋养体：吉姆萨染色、Diff-Quik 染色和抗体染色阳性

## 22.4 隐球菌

### 22.4.1 临床表现

- 由隐球菌、新型隐球菌引起的感染。
- 多见于免疫抑制患者。
- 免疫能力强的宿主可能因吸入鸟类或蝙蝠粪便中的孢子而暴露感染。

### 22.4.2 影像学

- 结节（图 22.31）
  - 最常见的表现（多发性孤立），肿块，或实变–外周 / 胸膜下

图 22.31　HIV+ 患者隐球菌性肺炎。胸部 CT 显示多个小肺结节（箭头）提示隐球菌病

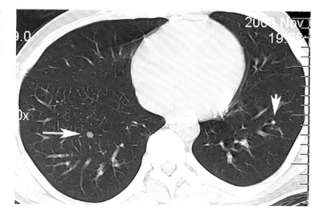

图22.32 支气管镜图像。隐球菌病患者主支气管黏液样病变

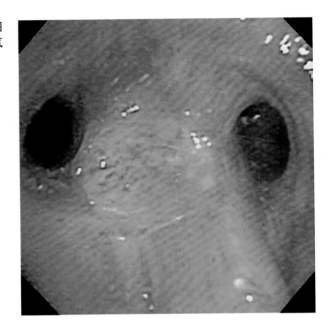

### 22.4.3 支气管镜检查

- 支气管内隐球菌可显示黏液型病变（图22.32）。
- 刷检和支气管内活检的病理学和组织培养有助于诊断。

### 22.4.4 病理学

#### 22.4.4.1 外科病理学

- 机化性肺炎合并肉芽肿是免疫功能正常患者最常见的形式（图22.33）。
- 免疫功能低下的患者可能存在大量的酵母菌形态浸润肺泡和邻近的间质组织（图22.34）。

#### 22.4.4.2 细胞病理学

- 可变的中等大小的细胞外酵母形态，芽殖狭窄，通常表现为包囊，被急性炎症细胞包围（图22.35）。

图22.33 慢性类固醇使用患者的隐球菌性肺炎。楔形切除。机化性肺炎，可见散在分布的肉芽肿和多核巨细胞

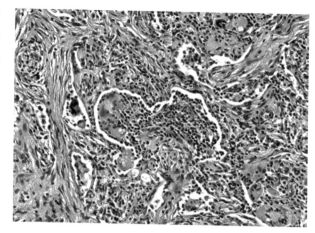

图22.34 免疫低下患者的隐球菌肺炎。支气管镜活检。在Gomori六胺银染色中可见到整个组织中都有酵母形式

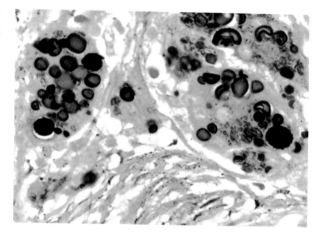

图22.35 隐球菌结节。细针穿刺（FNA），液基细胞学。巴氏染色下可见多发中等大小细胞外酵母菌形态，芽殖狭窄，常显示包被，被急性炎症细胞包围

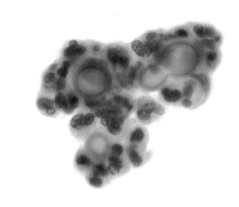

### 22.4.4.3　病理学鉴别诊断

- 其他真菌酵母形式
  - 组织胞浆菌
  - 隐球菌
  - 球孢子菌
  - 假丝酵母菌

### 22.4.4.4　辅助研究

- Gomori 六胺银染色（GMS）以突出微生物（图 22.34）。
- 黏蛋白染色突出黏蛋白囊（图 22.36）。
- 黑色素染色突出细胞壁。

## 22.5　芽生菌病

### 22.5.1　临床表现

- 皮炎芽生菌是一种导致肺部疾病的微生物。
- 北美特有。
- 急性和慢性表现。
- 芽生真菌病的临床表现变化很大。
  - "伟大的伪装者"
  - 类似化脓性细菌性肺炎，其他真菌感染，肺结核或支气管癌

图 22.36　隐球菌结节。楔形切除术。在这种黏液胺染色中，酵母菌呈淡淡的粉红色阳性染色，突出黏液囊

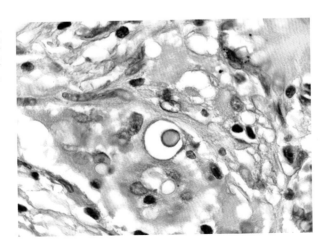

- 肺部表现是最常见的表现特征。
- 70% ～ 75%的病例可见孤立性肺受累。
- 25% ～ 30% 为播散性疾病。

## 22.5.2　影像学

- 团块样实变伴或不伴有空洞；结节（s）（图22.37 和图22.38）。
- 胸部淋巴结病和胸腔积液不常见（与其他肉芽肿性感染不同）。
- 播散性芽孢菌病可有粟粒征（图22.39）。

**图22.37　芽生菌病类似原发性肺结核伴左肺上叶肿块样实变**

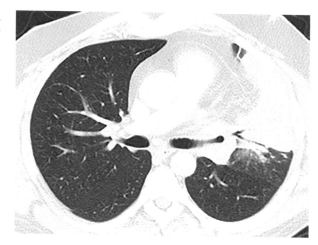

**图22.38　类似复发肺结核的芽孢菌病，左肺上叶具有较大的厚壁腔**

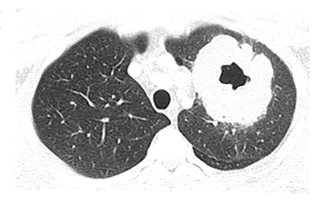

图22.39 芽孢菌病，左
肺上叶肿块样实变，双侧
2～4 mm 小叶中心肺结
节，提示支气管源性扩散

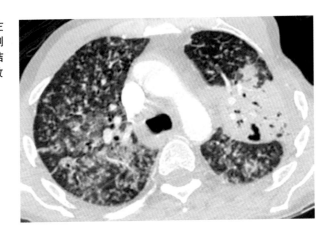

### 22.5.3　支气管镜检查

- 芽孢菌病是一种真菌感染，可表现为支气管内疾病。
- 用于病理学和组织培养的刷检和支气管内活检有助于诊断。

### 22.5.4　病理学

#### 22.5.4.1　外科病理学

- 肉芽肿性结节坏死伴中性粒细胞浸润（图22.40a）。
- 10～20 mm 具有广泛芽接的酵母菌（图22.40b）。
- PAS 染色可见双轮廓壁（图22.40b）。

#### 22.5.4.2　细胞病理学

- 肉芽肿和嗜中性粒细胞浸润的酵母形式。
- 大的圆形细胞外酵母形态（约有核细胞大小），细胞壁清晰（图 22.41a、b）。

#### 22.5.4.3　病理学鉴别诊断

- 隐球菌
- 球孢子菌

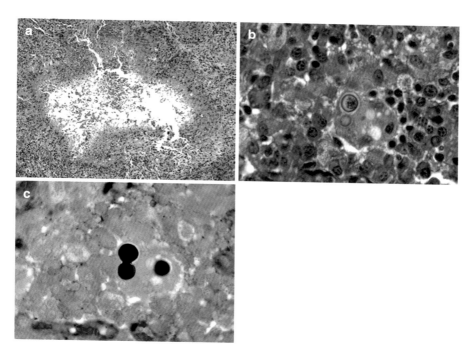

图22.40　芽生菌病。（a）皮炎芽生菌具有双层外壁和内部结构，见HE染色和（b）PAS染色。（c）Gomori六胺银染色可凸显宽基芽接

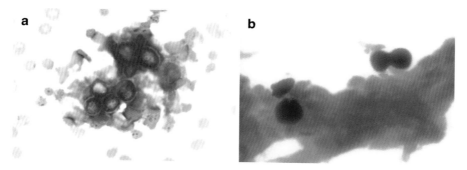

图22.41　芽生菌病。支气管肺泡灌洗液。离心。（a）改良吉姆萨染色可凸显细胞壁清晰的酵母菌形态。（b）Gomori六胺银染色可突出广泛的芽生微生物

#### 22.5.4.4 辅助研究

- 银染
  - Gomori六胺银染色可使酵母菌壁着色。
- 过碘酸–希夫染色（PAS）
  - 凸显双轮廓壁。

## 22.6 球孢子菌病

### 22.6.1 临床表现

- 急性球孢子菌病
- 慢性球孢子菌病
- 播散性球孢子菌病

### 22.6.2 影像学

- 实变和（或）结节和（或）间隔增厚；淋巴结肿大，+/− 胸腔积液（图22.42）
- 类似于其他肉芽肿性疾病的纤维空洞性疾病（"葡萄皮"薄壁空洞）（图22.43a、b）
- 双肺粟粒状小结节

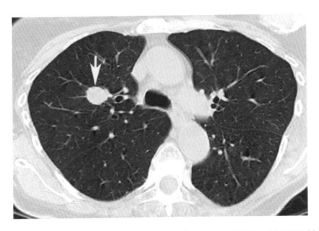

图22.42　球孢子菌病。胸部CT平扫显示左肺上叶一个孤立的局限性10 mm肺结节，软组织衰减，无钙化（箭头）。PET–CT显示FDG低摄取的肺结节和FDG高摄取的右肺门小淋巴结。肺结节和肺门淋巴结的组织取样证实了诊断

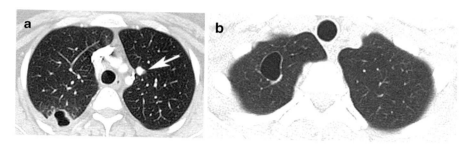

图 22.43 球孢子菌病。（**a**）右肺上叶后段薄壁（"葡萄皮"）空腔，左肺上叶（箭头）有实性结节。（**b**）同一患者左肺上叶尖段薄壁空腔或囊肿

图 22.44 球孢子菌病。楔形切除。用 GMS 染色可凸显带有孢子的小球体

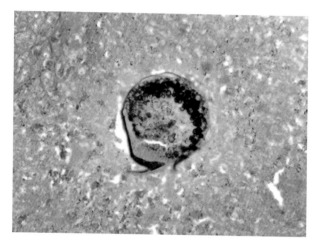

### 22.6.3 支气管镜检查

- 用于病理学和组织培养的刷检和支气管内活检有助于诊断。

### 22.6.4 病理学

#### 22.6.4.1 外科病理学

- 直径 40 ～ 90 mm 的小球体含有丰富的内生孢子（图 22.44）。
- 带球虫内生孢子的坏死性肉芽肿性炎症穿刺活检（图 22.45a）。

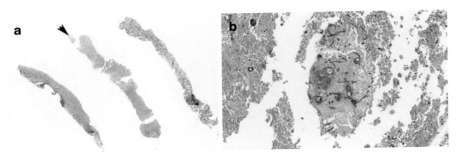

图22.45　球孢子菌病。（a）上叶结节肉芽肿性炎症和坏死区域的针吸活检（箭头）。
（b）PAS染色凸显了内生孢子"发芽"的假菌丝

### 22.6.4.2　细胞病理学

- 可见肉芽肿、巨细胞和中性粒细胞。
- 细针活检和细胞病理学针吸活检可见到球状和内生孢子（图22.45b）。

### 22.6.4.3　病理学鉴别诊断

- 芽生菌
- 组织胞浆菌
- 肌球虫病
- 鼻孢子菌

### 22.6.4.4　辅助研究

- 银染色
    - GMS染色

## 参考文献

[1] Haque AK. Fungal diseases. Chapter 12. In: Zander DS, Farver CF, eds. Pulmonary Pathology, a volume in the series *Foundations in Diagnostic Pathology*. J. Goldblum, ed., 2nd ed. New York: Elsevier; 2018.

[2] Huerre MR, Dannaoui E, Develoux M. Mycetoma: Eumycetoma and Actinomycetoma. Chapter 14. In: Procop GW, Pritt BS, eds. Pathology of Infectious Diseases, a volume in the series *Foundations in Diagnostic Pathology*. J. Goldblum, ed., New York: Elsevier; 2015.

[3] Khayyata S, Moore CB, Richardson MD, et al. Pulmonary mycotic infections. Chapter 7. In: Hasleton P, Flieder DB, eds. Spencer's Pathology of the lung, vol. 2. New York: Cambridge University Press; 2013.

[4] Wojewoda C, Procop GW. Infections with yeast and yeastlike fungi. Chapter 26. In: Procop GW, Pritt BS, eds. Pathology of Infectious Diseases, a volume in the series *Foundations in Diagnostic Pathology*, J. Goldblum, ed., New York: Elsevier; 2015.

# 23 寄生虫感染

## 23.1 类圆线虫病

### 23.1.1 临床表现

- 类圆线虫病由粪类圆线虫引起感染，这种微小线虫在热带地区流行，但在世界各地都有发现。
- 感染丝状幼虫从土壤中通过皮肤侵入肺部和小肠。
- 人类是主要宿主。
- 嗜酸粒细胞性肺炎伴喘息、呼吸困难、嘶哑和咯血是常见的肺部症状。
- 急性和慢性疾病通常不是致命的。
- 过度感染是指艾滋病患者、慢性类固醇患者和其他免疫系统受损患者持续自身感染导致的肠道菌群败血症。
  - 可导致大规模和危及生命的感染。
  - 幼虫可存在于粪便和痰中。
  - 死亡率为50%～90%，取决于宿主。

### 23.1.2 影像学

- 嗜酸粒细胞增多——短暂斑片状影，通常在1～2周内消退（图23.1a、b）。
- 过度感染综合征——肺炎、肺泡出血、急性呼吸窘迫综合征，或罕见的粟粒型（图23.2）。
- 叠加的细菌感染可能会形成空洞和脓肿 +/- 胸腔积液。

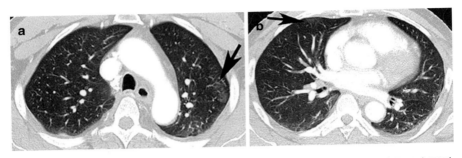

图23.1 类圆线虫病。胸片CT平扫。在（**a**）左肺上叶，（**b**）右肺中叶和两个下叶的独立部分中，粪类圆线虫呈迁移的、细微的磨玻璃影（箭头）

图23.2 类圆线虫病胸片CT平扫。70岁肺移植受者（单侧左肺移植和本源性右肺普通型间质性肺炎）的过度感染。注意广泛的双侧实变和胸腔积液

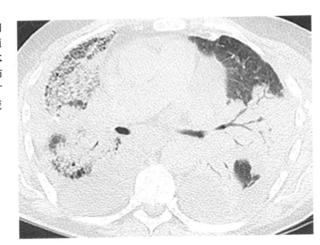

### 23.1.3 支气管镜检查

- 可通过胸膜液、支气管肺泡灌洗液（bronchoalveolar lavage fluid, BALF）或肺活检进行诊断。
  - BALF在过度感染的情况下通常是血性的。
  - 在抽吸液中可见的虫体，长300～700 μm，食管非球茎状，尾部为缺口状（图23.3）。
  - 支气管镜检查很少能看到虫体，通常是在出现过度感染时。

图 23.3 类圆线虫病。
支气管镜抽吸液。带丝
状幼虫的血性液体（长
300 ～ 700 μm）。非球状
食管位于虫体的一端（箭
头），另一端为槽口状尾

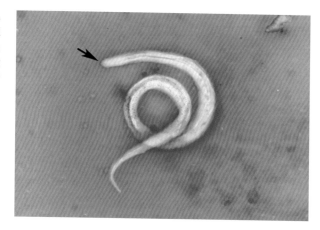

图 23.4 类圆线虫病。尸
检肺。过度感染。肺急性
弥漫性肺泡损伤和肺泡腔
丝状幼虫早期透明膜形成

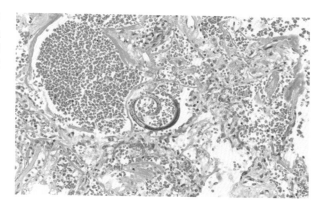

## 23.1.4 病理学

### 23.1.4.1 外科病理学

- 在弥漫性肺泡损伤的情况下，可在肺中看到丝状幼虫；可能出现中性粒细胞和脓肿（图 23.4）。

### 23.1.4.2 细胞病理学

- 在痰液和（或）支气管肺泡灌洗（bronchoalveolar larage, BAL）中检测幼虫是最常见的诊断工具（图 23.5）。

图 23.5　类圆线虫病。支气管肺泡灌洗液。BAL 液中存在多丝状幼虫

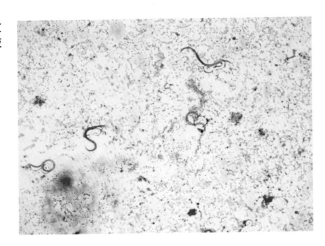

### 23.1.4.3　病理学鉴别诊断

- 幼虫必须与包括蛔虫在内的其他寄生虫区分开来。

### 23.1.4.4　辅助研究

- 寄生虫特异性 IgG 的血清学检测是常用的诊断工具。
  - 比 BAL 或大便检查更敏感

## 23.2　恶丝虫病

### 23.2.1　临床表现

- 犬恶丝虫是一种由蚊子从狗传播给人类（偶然宿主）的丝状线虫。
- 未成熟的成虫通过外周静脉进入右心室，在那里发育成未成熟的成虫。
- 未成熟的成虫进入肺动脉和肺。
- 死虫引起梗死和肉芽肿反应。
- 人类临床表现疾病的发病率与动物疾病相似。
- 大多数患者无症状。
- 不到 10% 的人会出现咳嗽、咯血、胸痛、发热、呼吸困难和轻度嗜酸粒细胞增多症。
- 通常是自限性的，不需要治疗。

图23.6 恶丝虫病。胸部CT平扫。恶丝虫病表现为孤立的、外周的，右肺下叶，亚厘米肺结节（箭头）

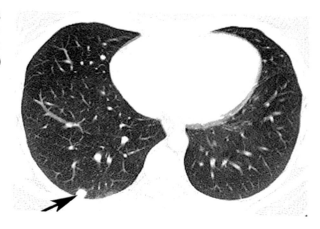

## 23.2.2 影像学

- 孤立性肺结节（通常 < 3 cm）是最常见的表现（图23.6）。
  - 结节通常发生于肺外周或胸膜。
  - 由于某些PET阳性，可能被误认为肿瘤。
  - 可能存在钙化。
- 可发生肺梗死。
- CT平扫可能显示肺动脉分支进入结节。

## 23.2.3 支气管镜检查

- 由于来自组织的样本量小和非特异性炎症/坏死发现，支气管镜活检和刷检通常没有诊断意义。
- 胸腔镜切除活检通常需要对该生物体进行可视化诊断。

## 23.2.4 病理学

### 23.2.4.1 外科病理学

- 边界清楚的结节伴缺血性坏死（图23.7a）。
- 苏木精和伊红（H和E）染色可见多层角质层包围内部结构（图23.7b）。

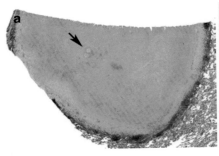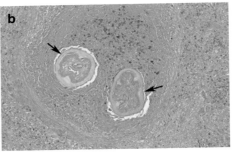

图23.7　恶丝虫病。胸腔镜楔形切除。（a）边界清楚的结节伴有中央缺血性坏死，内衬组织细胞和淋巴细胞浸润。在坏死的中间可以看到虫体（箭头）。（b）肺结节中心可见犬恶丝虫的横切面，周围有多层角质层（箭头）。角质层内部可以看到内部器官

图23.8　恶丝虫病。胸腔镜楔形切除。Movat五色染色突出显示含有恶丝虫的肺动脉内的外弹性层（箭头）

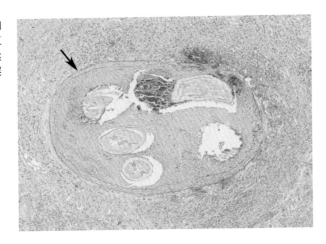

- 在梗死区中间的动脉内可发现虫体（图23.8）。
  - 可能需要多层进入组织块才能识别梗死区域内的微生物体

### 23.2.4.2　细胞病理学

- 由于取样不足，细胞学标本通常不能诊断；可能只显示结节坏死中心。

### 23.2.4.3 病理学鉴别诊断

- 最常被误认为是孤立性肉芽肿（组织胞浆菌病）或其他肿瘤
- 肺梗死

### 23.2.4.4 辅助研究

- 弹性染色和（或）Movat五色染色可突出肺动脉的残余弹性层，以确认血管内微生物体和梗死（图23.8）。
- 在Movat五色染色中，微生物体的角质层可被染成黄色。

## 23.3 包虫病

### 23.3.1 临床表现

- 由细粒棘球绦虫引起的囊性临床疾病和由多房棘球绦菌引起的肺泡疾病。
  - 肺囊肿很常见，特别是在流行地区。
- 通常称为棘球蚴病或包虫病。
  - 可能是致命的。
- 感染最常见的方式是接触被感染宿主（狗）的粪便摄入虫卵。
  - 感染潜伏期可达5～10年。
  - 右肺 > 左肺。
  - 下叶 > 上叶。
  - 发病率男性 > 女性；农村地区发病率增加。
- 细粒棘球绦虫比多房棘球绦虫囊肿更常见。
- 非特异性肺部症状：咯血（棘球蚴脓腔）、胸痛、发热和过敏反应。
- 并发症包括支气管瘘、继发性细菌感染、过敏性休克和继发性包虫病传播。
  - 棘球蚴脓腔：囊肿破裂进入支气管，咳痰排出囊肿液和包虫囊泡。

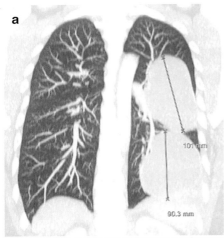
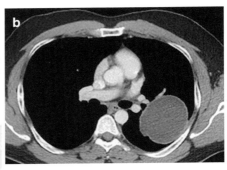
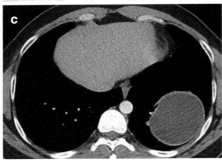

图23.9　包虫病。中东一名30岁男子的棘球蚴病囊肿。左肺两个简单的圆形或卵圆形囊性肿块，中心液体衰减，壁薄而强化。（a）胸部CT冠状重建。左肺上叶囊肿直径为10 cm，左肺下叶囊肿最大直径为9 cm。（b）胸部CT轴位增强图像（纵隔窗）。左肺上叶囊肿和（c）左肺下叶囊肿。两者都有中心液体衰减。注意周围轻度肺不张，无囊肿破裂迹象

## 23.3.2　影像学

- 光滑圆形囊性病变，1～20 cm，中心液体衰减，壁薄强化（图23.9a–c）。
- 单侧或双侧（20%～50%），单个（60%）或多个，通常以下叶为主（60%）。
- 同时存在肝脏病变（6%），可能存在经膈传播的迹象（胸膜积液或胸膜囊肿、基底肺不张或实变、右侧膈肌抬高）。
- 囊肿破裂或并发症的症状包括：
  - 半月形或月牙征：囊肿侵进入支气管，内囊和外囊之间有空气。
  - Cumbo或洋葱皮征；半月板征+内囊气液面（囊肿破裂征象）。

－ 睡莲征：内囊膜漂浮在部分充满液体的囊肿内（囊肿破裂征）。
－ 腔内肿块征：内囊膜漂浮在充满液体的囊肿内。

### 23.3.3 支气管镜检查

- 不建议穿刺囊肿，因为有引起过敏性休克的风险。
- 手术切除是最好的诊断和治疗方法。

### 23.3.4 病理学

#### 23.3.4.1 外科病理学

- 囊壁有外层脱细胞层（图23.10a–c）。
- 囊肿壁内部可能有生殖膜。

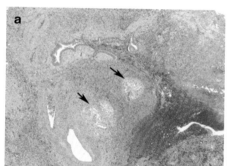
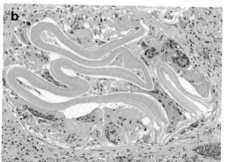
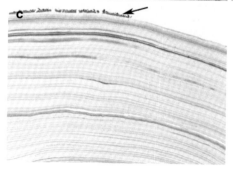

图23.10 包虫病：胸腔镜活检。(a)低倍镜下棘球蚴囊肿破裂导致嗜酸性肉芽肿性炎症（箭头）。(b)棘球蚴囊肿破裂后肺嗜酸性物质，巨细胞反应明显。(c)包虫病的层状囊壁；存在残余的生发膜（箭头）

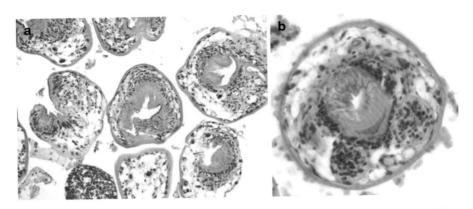

图23.11　包虫病。囊肿液细胞蜡块。（a）制备成细胞块的胸腔包虫囊液的沉淀物；（b）头节内有小钩的单一寄生虫

图23.12　包虫病：包囊液液基细胞学–巴氏染色。包虫囊液显示单个寄生虫，球状体含有细胞器，头节附近区域有许多完整的小钩（微生物体左侧）

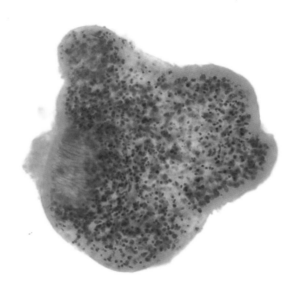

### 23.3.4.2　细胞病理学

- 细针穿刺囊肿内容物可见胸腔积液中的沉淀物，并制备成细胞块。
  - 不建议针吸（见上文）。
  - 囊肿内容物（"棘球蚴砂"）包括原头节、小钩和炎症碎片（图23.11a）。
  - 有头节和鲨鱼齿状钩的寄生虫（图23.11b）。
  - 可见带有小钩和细胞器的球状体（图23.12）。

### 23.3.4.3　病理学鉴别诊断

- 大体鉴别诊断包括感染性囊肿和空洞性癌。
- 囊肿壁和内容物符合病理特征。
- 食物颗粒引起的肉芽肿性误吸。

### 23.3.4.4　辅助研究

- 寄生虫小钩可能对抗酸组织化学染色呈阳性。
- 间接免疫荧光法对肝脏疾病敏感，但对肺部疾病不敏感。
  - 可能有助于确定适当的临床结果，如肺囊肿。
  - 恶性肿瘤患者可能出现假阳性结果。

## 23.4　弓形虫病

### 23.4.1　临床表现

- 由刚地弓形虫引起的疾病。
  - 专性细胞内的原生动物
- 感染在全球范围内非常普遍。
- 常见的人畜共患病（通常来自猫），通常是良性的。
- 感染是通过食用宿主（猫）粪便中的卵囊。
- 除免疫功能低下者外，很少累及肺部。
  - 70%的疾病发生在免疫功能低下的宿主环境中。
- 临床症状包括咳嗽、呼吸困难和发热。
- 播散性疾病在90%的病例中是致命的。
- 卵母细胞含有速殖子，可感染受感染的宿主（人）并在其体内循环。

### 23.4.2　影像学

- 主要影像学特征：
  - 类似肺水肿、淋巴管炎和非典型肺炎或卡氏肺孢子虫肺炎。

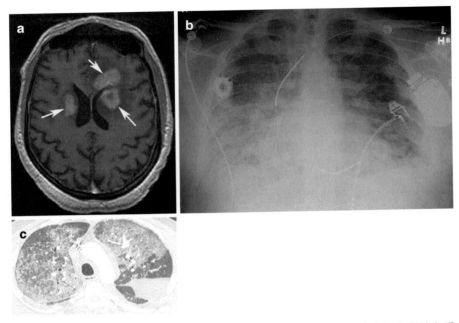

图23.13　弓形虫病。（ a ）脑MRI显示中枢神经系统弓形虫病艾滋病患者多发性白质团块病变（箭头）。（ b ）胸部正位片和（ c ）CT胸部扫描（肺窗）显示弥漫性磨玻璃影，伴小叶间隔增厚和胸腔积液

- 　胸片上的间质（网状或网状结节状）影（图23.13a-c）。
- 　磨玻璃样阴影伴平滑的小叶间隔或支气管血管周围增厚。
- 可能存在胸腔积液和结节。

### 23.4.3　支气管镜检查

- 无特殊支气管镜表现。
- 经支气管活检和针吸活检可发现囊肿（见下文）。

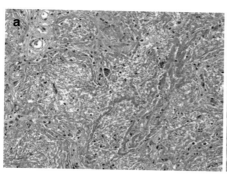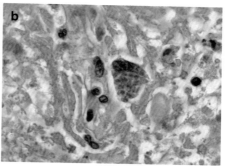

图23.14　弓形虫病。尸检，肺。（a）急性坏死性肺炎伴纤维性渗出物和散在的黑细胞，其中含有"假性囊肿"。（b）弓形虫病患者肺泡巨噬细胞中存在缓殖子

### 23.4.4　病理学

#### 23.4.4.1　外科病理学

- 急性坏死性肺炎伴纤维蛋白渗出和凝固性坏死见于播散性疾病（图23.14a、b）。
- 速殖子是分裂速殖体的后代，存在于"假性囊肿"中，主要见于吞噬细胞，如肺泡巨噬细胞。

#### 23.4.4.2　细胞病理学

- 在痰液或支气管肺泡灌洗液（BAL）中可见速殖子。
- 可在苏木精和伊红、吉姆萨和伊红亚甲基蓝染色上看到。

#### 23.4.4.3　病理学鉴别诊断

- 免疫缺陷宿主中引起肺炎的其他原因包括肺孢子虫肺炎、曲霉、诺卡菌和其他病毒，如巨细胞病毒和疱疹性肺炎。
- 肺泡巨噬细胞中的缓殖子可能类似于其他细胞质包涵体，如CMV。
  - 弓形虫病和巨细胞病毒的免疫组化研究是有帮助的。

#### 23.4.4.4 辅助研究

- PAS 和吉姆萨染色突出真实囊肿；假囊肿中缓菌子呈 PAS 阳性。
- 血清学研究有助于急性感染的诊断。
  - IgM 见于急性疾病
  - IgG 见于慢性疾病
- 免疫组化优于 HE 染色，特别是在罕见微生物的环境中。
- PCR 检测可能是一种更敏感的检测方法，尽管目前尚未批准用于临床。

## 参考文献

[1] Campagna AC. Pulmonary toxoplasmosis. Semin Respir Infect. 1997; 12: 98−105.

[2] Khemasuwan D, Farver CF, Mehta AC. Parasites of the air passages. Chest. 2014; 145: 883−895.

[3] Krolewiecki A, Nutman TB. Strongyloidiasis: a neglected tropical disease. Infect Dis Clin N Am. 2019; 33: 135−151.

[4] Lewin-Smith Michael R., Neafie RC. Helminth infections, Chapter 27. In: Pathology of Infectious Diseases, Procop GW and Pritt BS, eds., a volume in the series *Foundations in Diagnostic Pathology*, JR Goldblum, ed. Elsevier, Philadelphia, 2015.

[5] Rodrigues-Silva R, Moura H, Dreyer G, et al. Human pulmonary dirofilariasis: a review. Rev Inst Med Trop Sao Paulo. 1995; 37: 523−530.

[6] Santivanez S, Garcia HH. Pulmonary cystic echinococcosis. Curr Opin Pulm Med. 2010; 16: 257−261.

[7] Skalski JH, Limper AH. Fungal, viral, and parasitic pneumonias associated with human immuno-deficiency virus. Semin Respir Crit Care Med. 2016; 37: 257−266.

[8] Turgut AT, Altinok T, Topçu S, Koşar U. Local complications of hydatid disease involving thoracic cavity: imaging findings. Eur J Radiol. 2009; 70: 49−56.

[9] Woodring JH, Halfhill H 2nd, Reed JC. Pulmonary strongyloidiasis: clinical and imaging features. AJR Am J Roentgenol. 1994; 162: 537−542.

# 24 全身性疾病累及肺部

## 24.1 淀粉样变病

### 24.1.1 临床表现

- 代表许多非分支线状纤维沉积在全身组织的疾病，或局部疾病或全身性疾病。
- 纤维类型：
  - 血清淀粉样蛋白A（serum protein A, SAA）
  - 淀粉样轻链（amyloid light chain, AL）
  - 淀粉样相关甲状腺素运载蛋白（amyloid-associated transthyretin, AATR）
  - β微球蛋白
- 肺淀粉样变有4种临床情况。
  - 系统性
    
    纤维沉积包括：
    - AL：分泌轻链球蛋白的浆细胞瘤
    - AA：长期炎症，如结缔组织病
    - ATTR
      - 野性型，与老年有关
      - 遗传性促甲状腺素突变
  - 局部性
    
    罕见
    
    气管支气管淀粉样变
    - 喘息和咳嗽

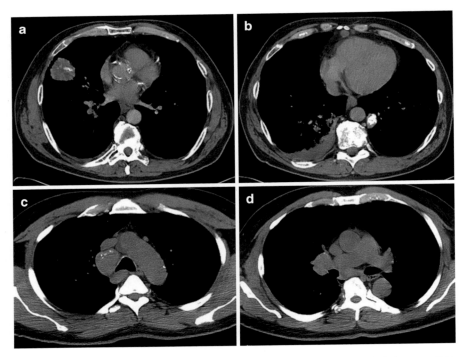

图24.1　淀粉样变病。胸部CT纵隔窗图像。（ a ）边缘光滑，右肺中叶有4 cm实性结节伴钙化。（ b ）左肺下叶可见3 cm钙化结节。（ c ）右侧气管旁和（ d ）右侧肺门淋巴结肿大伴钙化

　　结节

　　　　● 多发结节时可出现胸膜炎性疼痛和咯血

　　－ 弥漫性肺泡间隔

　　　　AL

　　　　● 呼吸困难和咳嗽

　　－ 胸膜

　　　　AL

## 24.1.2　影像学

● 结节（图24.1a–d ）

　　－ 单发或多发肺结节

　　　　类似肉芽肿感染或恶性肿瘤

　　　　通常以下叶为主，也可累及周围、胸膜下

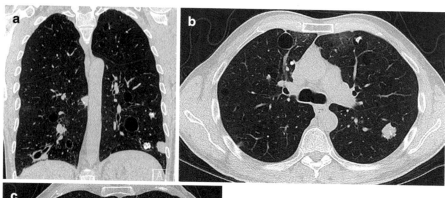

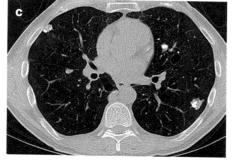

图 24.2　淀粉样变病。干燥综合征和淋巴细胞间质性肺炎患者。胸部 CT 图像。（**a-c**）双肺多发薄壁囊肿及实性肺结节，下肺叶为主。个别肺结节部分钙化

- 形状和大小各异，边缘光滑、分叶状或毛刺状。
- 常有钙化（50%），空洞罕见，少有囊肿（干燥综合征）。
- 弥漫性（图 24.2a-c 和图 24.3）
  - 2 ～ 4 mm 结节伴网状影、小叶间隔增厚和融合实变，以基底部和周围为主。
  - 可能类似于癌症的淋巴管扩散。
  - 可出现点状肺钙化和胸腔积液或增厚。
  - 在淀粉样变伴淋巴细胞间质性肺炎（LIP）的情况下，肺囊肿可能与干燥综合征有关。
- 气管支气管性（图 24.4a-c）
  - 由于钙化或骨化导致长段气管狭窄，气管壁高度衰减。
  - 与软骨疾病不同的是，不能保留后膜部分。

图24.3　淀粉样变病。胸部CT平扫。一例60岁男性，浆细胞瘤和肺泡间隔淀粉样变，伴有双侧弥漫性平滑小叶间隔增厚

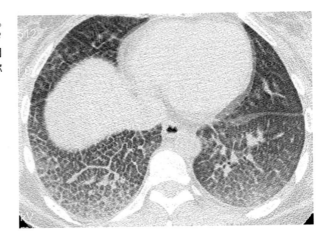

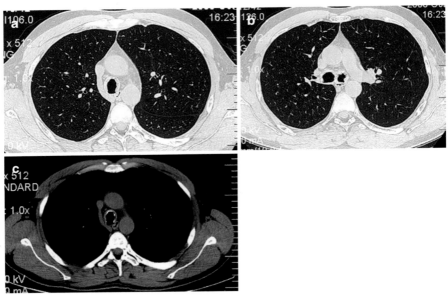

图24.4　淀粉样变病。胸部CT平扫。(a、b)肺窗显示平滑的气管壁增厚延伸至隆突近端分叉。(c)纵隔窗显示气管软骨钙化（通常累及软骨和后膜壁）

## 24.1.3　支气管镜检查

- 支气管内疾病的特征是气道上的易碎的黄色蜡状病变（图24.5a、b）。
- 支气管活检可以很容易地获得足够的组织进行诊断。
- 操作时可发生中度出血。
- 支气管内治疗可能包括激光或其他消融治疗。
- 低剂量放射可产生持续效益。

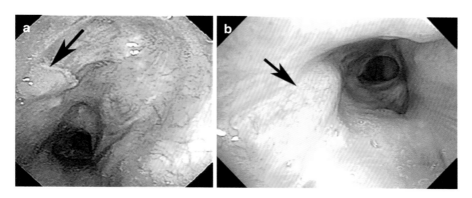

图24.5 淀粉样变病。支气管镜图像。（a、b）气管支气管淀粉样变患者黏膜表面出现黄色斑块样病变（箭头）

### 24.1.4 病理学

#### 24.1.4.1 外科病理学

- 非晶态嗜酸性物质表现为：
  - 结节（图24.6a–c和图24.7a、b）。
  - 弥漫性肺泡间隔受累（图24.8a、b）。
  - 气管支气管增厚（图24.9a、b）。
  - 刚果红和水晶紫染色突出淀粉样蛋白（图24.8b和图24.9b）。
  - 边缘周围常见巨细胞反应（图24.6c）。
  - 可见浆细胞浸润。
  - 常见骨化生和钙化（图24.10）。

#### 24.1.4.2 细胞病理学

- 非晶态絮状物质（图24.11）

#### 24.1.4.3 病理学鉴别诊断

- 轻链沉积病（light chain deposition disease, LCDD）
  - 在LCDD中刚果红染色阴性。
- 玻璃样肺肉芽肿（hyalinizing pulmonary granuloma, HPG）
  - 在HPG中刚果红染色阴性。
  - 有感染和（或）硬化性纵隔炎病史。
- IgG4相关的硬化性疾病
  - 通常有明显的肺硬化性静脉炎。

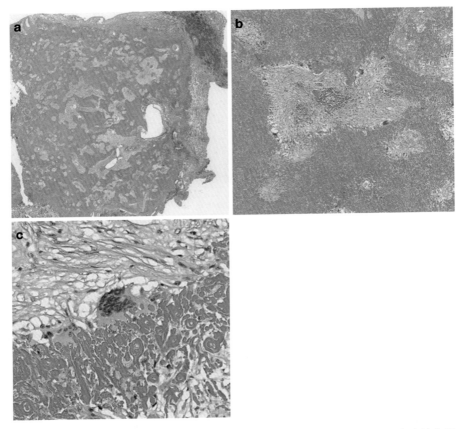

图24.6　淀粉样变病。胸腔镜活检。(a)结节具有嗜酸性蜡质物质。(b)嗜酸性物质背景下的纤维炎症组织和组织细胞边界岛。(c)巨细胞常见于边缘

  - 血清中IgG4水平升高。
  - 轻链和淀粉样蛋白检测阴性。
- 感染导致玻璃样肉芽肿
  - 轻链和淀粉样蛋白检测阴性。
  - 有感染和（或）硬化性纵隔炎病史。

### 24.1.4.4　辅助研究

- 阳性：刚果红染色。
- 阳性：结晶紫染色。
- 可用AA、A-κ、A-λ、ATTR和β微球蛋白抗体染色。
- 质谱可用于诊断存在的纤维类型。

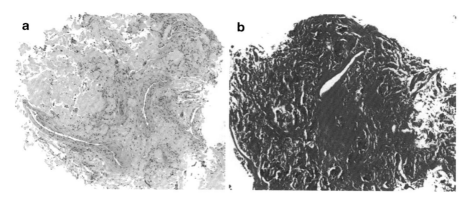

图24.7 淀粉样变病。支气管活检。（a）支气管镜活检可显示肺泡内淀粉样物质。（b）结晶紫染色突出淀粉样蛋白

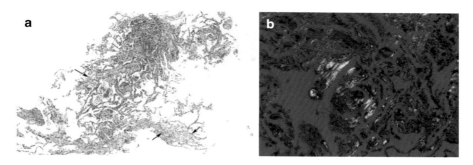

图24.8 淀粉样变病。支气管活检。（a）支气管镜活检显示淀粉样变，肺泡隔内和血管周围刚果红染色突出（箭头）。（b）在偏振光下可以看到刚果红染色的苹果绿双折射

## 24.2 轻链沉积病

### 24.2.1 临床表现

- 在肺泡壁、小气道和血管中沉积非淀粉样免疫球蛋白轻链。
- 与潜在的B细胞恶性肿瘤相关。
  - 这些决定了总体预后

### 24.2.2 影像学

- 多发薄壁肺囊肿（对应小气道扩张）+/− 小肺结节。（图24.12a、b和图24.13a、b）。
- 可能存在胸淋巴结肿大。

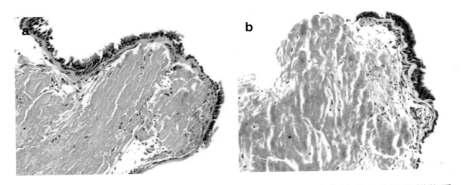

图24.9　淀粉样变病。支气管活检。（a）小气道上皮下致密的嗜酸性淀粉样物质。（b）刚果红突出淀粉样蛋白

图24.10　　淀粉样变病。胸腔镜活检。结节性淀粉样变性病灶中可见多个骨化生病灶（箭头）。钙和骨骼是影像学研究的重点

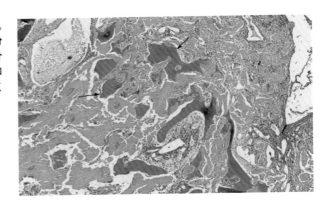

图24.11　淀粉样变病针吸活检。巴氏染色。细胞学检查中看到均匀的絮凝物，可诊断结节样淀粉样蛋白

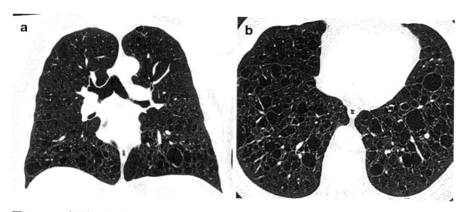

图24.12　轻链沉积病。一名48岁男性，有单克隆丙种球蛋白病病史。胸部CT平扫。（a、b）双肺无数薄壁囊肿，下叶占优势，提示LCDD

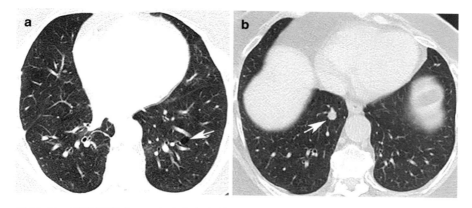

图24.13　轻链沉积病。一名患有多发性骨髓瘤的62岁女性。胸部CT平扫，肺窗图像。（a）小的薄壁囊肿（箭头）和（b）结节（箭头），多位于肺基部，提示LCDD

## 24.2.3　病理学

### 24.2.3.1　外科病理学

- 嗜酸性物质的无细胞沉淀物（图24.14a–e）。
  - 淀粉样蛋白染色阴性
- 通常存在含有浆细胞的慢性炎症浸润。

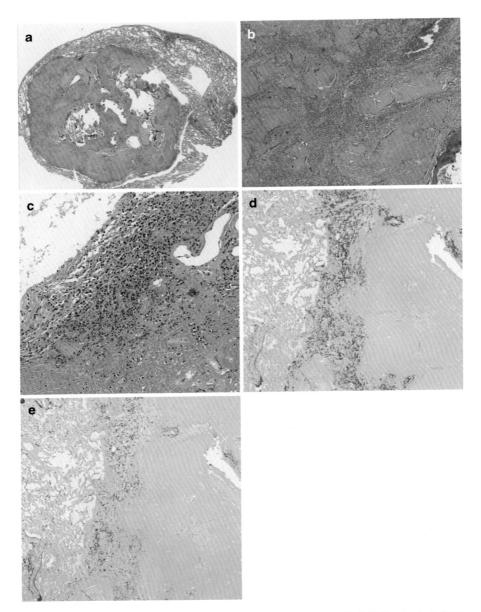

图24.14　轻链沉积病。楔形切除。（a）嗜酸性无细胞物质的肺结节。（b）中间区域存在慢性淋巴细胞浸润。（c）浆细胞通常是浸润的一部分。（d）显色原位杂交（CISH）显示，与（e）λ轻链的CISH相比，κ轻链增加，与单型kappa链限制一致

### 24.2.3.2　病理学鉴别诊断

- 结节状温和嗜酸性物质，原因如下：
  - 淀粉样蛋白：刚果红染色阳性
  - 玻璃样肺肉芽肿（hyalinizing pulmonary granuloma, HPG）
    - 轻链和淀粉样蛋白检测阴性
    - 有感染和（或）硬化性纵隔炎病史
  - 感染引起的透明性肉芽肿
    - 轻链和淀粉样蛋白检测阴性
    - 感染史或组织生物染色（GMS或AFB）
  - IgG4相关硬化性疾病
    - 通常有明显的硬化性静脉炎
    - 轻链和淀粉样蛋白检测阴性

### 24.2.3.3　辅助研究

- 轻链限制的原位杂交（图24.14d、e）

## 24.3　IgG4相关硬化性疾病

### 24.3.1　临床表现

- 循环中IgG4水平增加
- 各种器官的硬化性炎症；可影响任何器官
  - 胰腺是最常见的。
  - 可累及肺、胸膜和淋巴结。
    - 通常对皮质类固醇有反应。

### 24.3.2　影像学

- 影像检查的4种模式。
  - 圆形磨玻璃样阴影（图24.15a、b）
  - 实性结节或肿块（图24.15b）
  - 肺泡间质型，伴有蜂窝状、支气管扩张和弥漫性磨玻璃样影

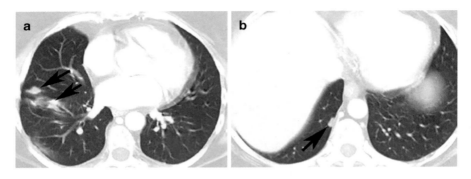

图24.15　IgG4相关硬化病。胸部CT平扫。（**a**）右肺下叶多发圆形实性结节，伴磨玻璃影（箭头）。（**b**）右下叶实性结节（箭头）

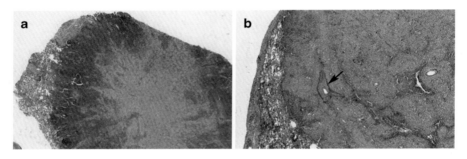

图24.16　IgG4相关硬化病。楔形切除。（**a**）纤维炎性结节伴混合淋巴组织细胞浸润。（**b**）Movat 五色染色显示静脉硬化（箭头），这是本病的特征

  − 支气管血管型，伴支气管血管束和小叶间隔增厚
- 肺外：隔淋巴结肿大和（或）胸膜增厚。

## 24.3.3　病理学

### 24.3.3.1　外科病理学

- 肺部病理学的不同类型包括：
  − 离散性纤维炎性结节（图24.16a、b）
   静脉和动脉内膜纤维化是一种常见的表现。

－ 浸润型

淋巴组织细胞浸润

- 浆细胞中 IgG4/IgG 比值增加
  － ＞40％ 高度提示疾病

### 24.3.3.2 病理学鉴别诊断

- 支气管相关淋巴组织边缘区淋巴瘤
  － 存在 B 细胞克隆
- 炎性肌纤维母细胞瘤
  － 间变性淋巴瘤激酶（ALK）+
- 结节性淋巴组织样增生
  － 患者循环血清中 IgG4 水平无增加

### 24.3.3.3 辅助研究

- IgG4 阳性浆细胞的免疫组化研究

## 24.4 复发性多软骨炎

### 24.4.1 临床表现

- 20％ ～ 50％ 的患者患有系统性自身免疫性疾病，其典型表现为气道丧失软骨性支撑。
- 局灶或弥漫于整个气道。
- 可见跳跃性病变。
- 气道阻塞可导致分泌物积聚，增加肺部感染的风险。

### 24.4.2 影像学

- 软骨气管增厚，保留后/膜性气道（图 24.17）。

图 24.17 复发性多软骨
炎。胸部 CT 扫描。纵隔
窗。气管壁不对称增厚
（箭头）

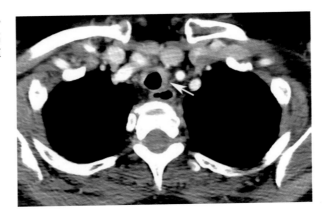

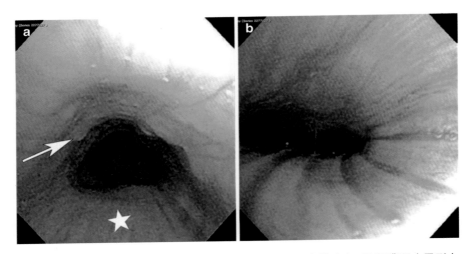

图 24.18 复发性多软骨炎。支气管镜。（a）气管增厚（箭头），保留膜面（星形）。
（b）复发性多软骨炎患者气管软骨环缺失继发管腔塌陷

### 24.4.3 支气管镜检查

- 软骨气管增厚（图 24.18a、b）。
  - 保留后/膜性气道。
- 从支气管内进行软骨活检是困难的。
  - 最好对耳郭或其他软骨进行取样。
- 操作可加重复发性多软骨炎。
  - 气道非常脆弱，容易出现并发症，因此，很少进行支气管镜检查

— 活检通常用于评估并发症或感染。
— 气道支架置入和气管造口术是主要挑战。
　可用于缓解和保护不稳定的气道

## 24.4.4　病理学

*外科病理学*

- 急性炎症浸润近端气道的软骨和软组织（图24.19a、b）。
- 可见巨细胞反应（图24.19c）。
- 支气管上皮通常有修复性改变和鳞状化生。

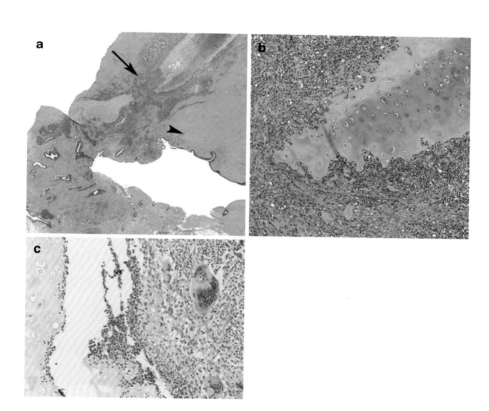

图24.19　复发性多软骨炎。楔形切除。(a)气管切除的横切面显示软骨破坏（箭头）和由于收缩造成的相邻管壁瘢痕和变形（尖头）。(b)明显的急性炎症浸润破坏透明软骨。(c)巨细胞可能是反应的一部分

## 24.5 类风湿结节

### 24.5.1 临床表现

- 发生于类风湿关节炎患者。
  - 大多数患者在累及肺部之前都有皮下结节。
  - 结节可长达5 cm。
  - 坏死性结节可能反映或不反映关节炎的病程，并可能自发消退。

### 24.5.2 影像学

- 多发性，圆形，周围/胸膜下，通常以上/中区为主（图24.20a-d）
- 在影像学上可能类似转移、肉芽肿性多血管炎和脓毒性栓塞
- 常出现边缘光滑的厚壁空洞，很少钙化

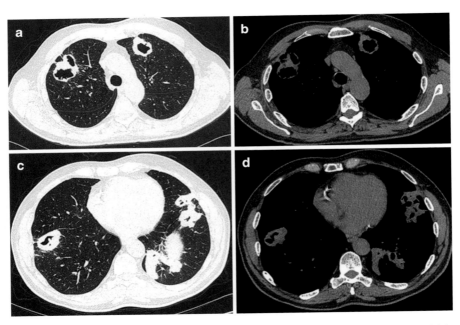

图24.20 类风湿结节。胸部CT平扫。一名56岁男性，患有类风湿关节炎和双侧上下叶多发性结节，中心空洞，壁厚（a、c，肺窗；b、d，纵隔窗）

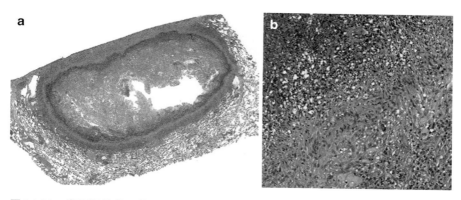

图24.21　类风湿结节。楔形切除。（a）肉芽肿性胸膜下结节伴嗜碱性坏死。（b）栅栏状组织细胞和巨细胞的边界

### 24.5.3　病理学

#### 24.5.3.1　外科病理学

- 嗜碱性坏死伴不规则组织细胞边界（图24.21a、b）
- 通常存在于胸膜下，邻近或延伸至内脏胸膜

#### 24.5.3.2　细胞病理学

- 颗粒蛋白碎片、组织细胞和多核巨细胞（图24.22）
- 细胞学诊断具有挑战性
- 需要额外的病史、实验室检测和临床检查以排除感染

#### 24.5.3.3　病理学鉴别诊断

- 除非了解类风湿关节炎的临床病史，否则很难在病理上区分以下肉芽肿性炎症。
  - 肉芽肿性多血管炎
  - 坏死性结节病样肉芽肿病
  - 坏死性感染性肉芽肿

图 24.22 类风湿结节。液基细胞学。巴氏染色。颗粒蛋白碎片、组织细胞和多核巨细胞

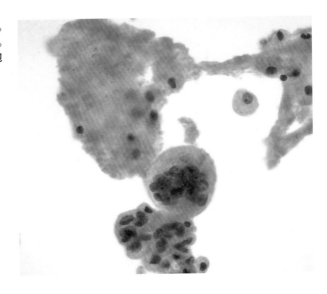

#### 24.5.3.4 辅助研究

- 需要对真菌和分枝杆菌进行组织生物染色，以排除感染。

## 24.6 肉芽肿性淋巴细胞间质性肺病（GLILD）

### 24.6.1 临床表现

- 在免疫球蛋白缺乏的情况下发现，包括：
  - 普通变异型免疫缺陷病（common variable immune deficiency, CVID）
  - 以低丙球蛋白血症［IgG、IgA 和（或）IgM］和抗体反应受损为特征的原发性免疫缺陷
- 10% 的 CVID 患者患有 GLILD。
- 非传染性。
  - 可能是自身免疫和淋巴增生

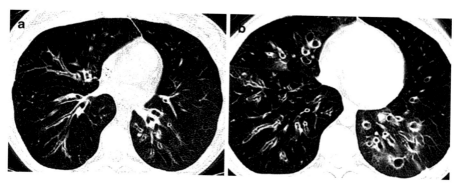

图 24.23　肉芽肿性淋巴细胞间质性肺病。一名患有 CVID 的 21 岁男性。胸部 CT 平扫。（a、b）双侧支气管扩张症伴支气管扩张和管壁增厚

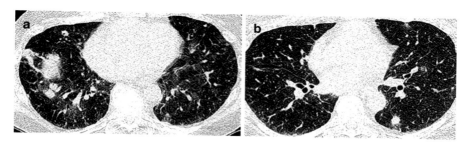

图 24.24　双侧支气管扩张伴支气管扩张和管壁增厚。一例 44 岁男性 CVID 患者 GLILD 的非感染性表现。胸部 CT 平扫。（a、b）双侧多发实性肺结节和磨玻璃样影

### 24.6.2　影像学

- 多发性肺结节（中叶和下叶 > 上叶）、空域实变和磨玻璃影（图 24.23a、b）。
- 淋巴结肿大（胸或腹）和脾肿大（肺外特征）。
- 可见支气管扩张伴间质性肺疾病（图 24.24a、b）。
  - 可能继发于反复感染。

### 24.6.3　病理学

#### 24.6.3.1　外科病理学

- 病理表现为结节性或浸润性（图24.25a、b和图24.26a、b）。
- 病理学定义为存在多种类型的非坏死性肉芽肿性炎症和淋巴浆细胞性炎症：
  - 机化性肺炎
  - 间质性肺炎
  - 滤泡性细支气管炎
- 肉芽肿性炎症通常是非坏死性疏松的肉芽肿或巨细胞。

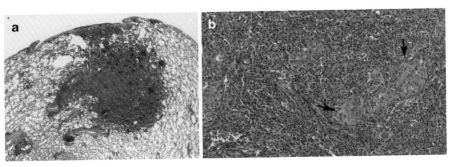

图24.25　肉芽肿性淋巴细胞间质性肺病。楔形切除。（a）肉芽肿性和淋巴细胞性结节。（b）以组织细胞簇为主的淋巴浆细胞浸润（箭头）

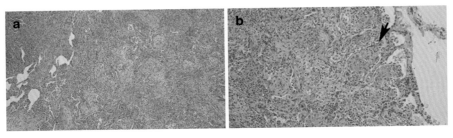

图24.26　肉芽肿性淋巴细胞间质性肺病。楔形切除（a）以机化性肺炎为主的浸润性肺病。（b）与机化性肺炎相邻的疏松型肉芽肿（箭头）

### 24.6.3.2 病理学鉴别诊断

- 过敏性肺炎
  - 无免疫缺陷史
- 感染
  - 肉芽肿性感染，如分枝杆菌和真菌感染

### 24.6.3.3 辅助研究

- 组织生物染色排除感染
  - Gomori 六胺银染色（GMS）：真菌
  - 抗酸染色：分枝杆菌

## 参考文献

[ 1 ] Cumbo-Nacheli G, Doyle AD, Gildea TR. Diseases of the central airways: a clinical guide. In: Mehta AC, Jain P, Gildea TR, editors. Respiratory Medicine series editor Sharon I.S. Rounds. Cham: Springer International Publishing; 2016.

[ 2 ] Farver CF. Other nonneoplastic focal lesions, inclusions, and depositions. Chapter 25, In: Zander D, Farver CF, eds., Pulmonary Pathology, a volume in the series *Foundations in Diagnostic Pathology*. Goldblum J, ed., 2nd ed. Philadelphia: Elsevier; 2017.

[ 3 ] Hurst JR, Verma N, Lowe D, et al. British Lung Foundation/United Kingdom primary immunodeficiency network consensus statement on the definition, diagnosis, and management of granulomatous-lymphocytic interstitial lung disease in common variable immunodeficiency disorders. J Allergy Clin Immunol Pract. 2017; 5: 938–945.

[ 4 ] Kijner CH, Yousem SA. Systemic light chain deposition disease presenting as multiple pulmonary nodules. A case report and review of the literature. Am J Surg Pathol. 1988; 12: 405–413.

[ 5 ] Obusez EC, Jamjoom L, Kirsch J, et al. Computed tomography correlation of airway disease with bronchoscopy: part I — nonneoplastic large airway diseases. Curr Probl Diagn Radiol. 2014; 43(5): 268–277.

[ 6 ] Picken MM. Modern approaches to the treatment of amyloidosis: the critical importance of early detection in surgical pathology. Adv Anat Pathol. 2013; 20: 424–439.

[ 7 ] Rho L, Qiu L, Strauchen JA, et al. Pulmonary manifestations of light chain deposition disease. Respirology. 2009; 14: 767–770.

[ 8 ] Richards JC, Lynch DA, Chung JH. Cystic and nodular lung disease. Clin Chest Med. 2015; 36(2): 299–312.

[ 9 ] Schneider F, Gruden J, Tazelaar HD, et al. Pleuropulmonary Pathology in patients with rheu-matic disease. Arch Pathol Lab Med. 2012; 136: 1242–1252.

[10] Smyrk TC. Pathological features of IgG4-related sclerosing disease. Curr Opin Rheumatol. 2011; 23: 74–79.

[11] Tillie-Leblond I, Wallaert B, Leblond D, et al. Respiratory involvement in relapsing polychondritis: clinical, functional, endoscopic, and radiographic evaluations. Medicine. 1988; 77: 168–176.

# 索引